伸びる子どもの睡眠学

マンガでわかる健やかな発育のヒミツ

宮崎総一郎編著／原田哲夫著／大川匡子監修

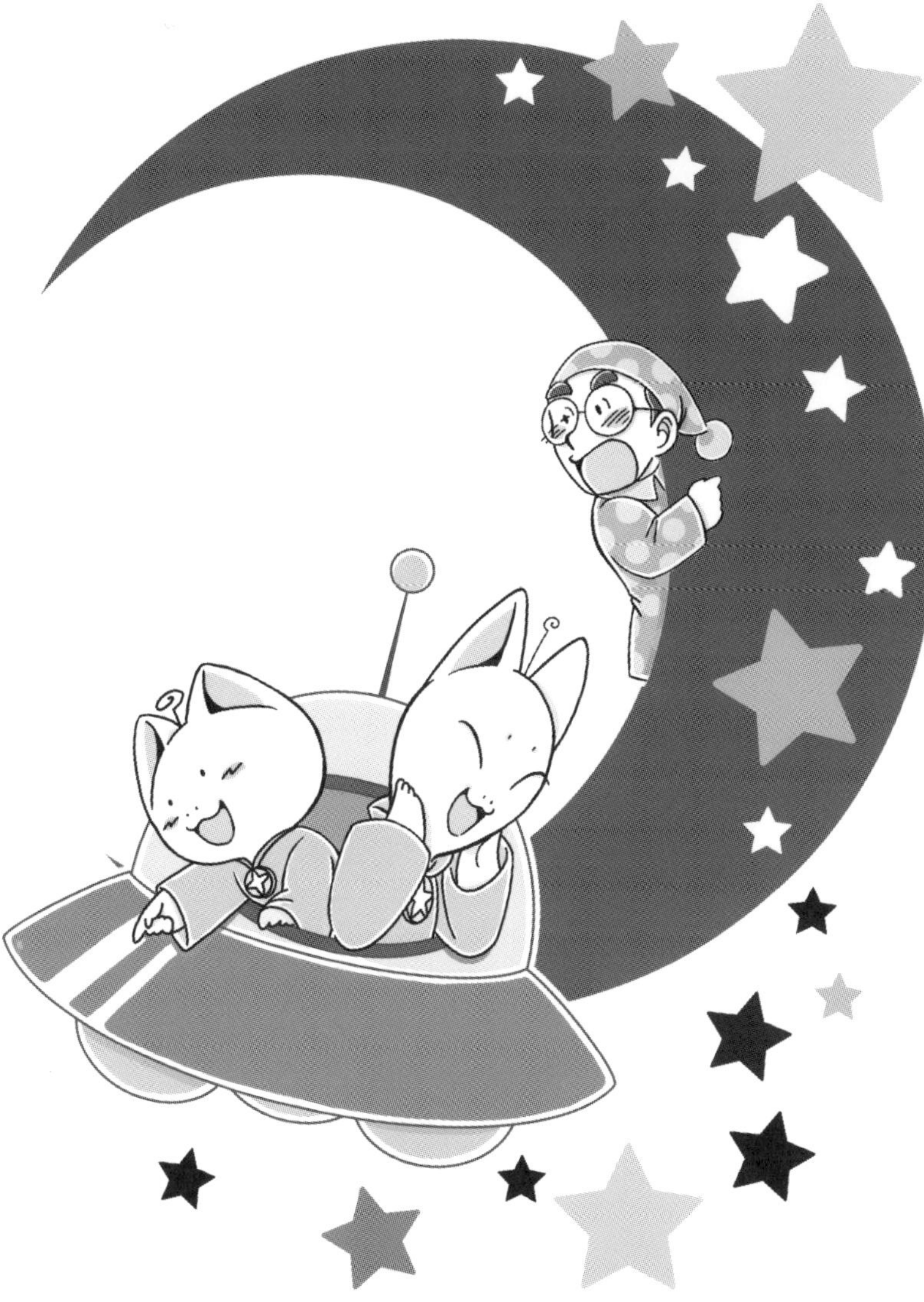

恒星社厚生閣

はじめに

史上最年少の17歳2ヵ月で一億円プロゴルフプレーヤーになった石川遼選手の母親の言葉が、ある雑誌に紹介されていました。それによると、石川選手は自分自身に今何が大事かを知っていて、親があれこれ言うまでもなく、夜8時には就寝し、朝5時には起床してトレーニングするとのことです。この本のなかで、携帯電話のメールも最小限度にとどめ、ゲーム機も持っていないとのことです。この本のなかで、睡眠の役割は大脳の休息だけでなく、睡眠中に運動技能の習得、向上がなされていることを紹介しますが、さすがに一流選手は、睡眠の機能をよく理解し、最大限に活用しているといえます。

北京オリンピック平泳ぎ金メダリストの北島康介選手も、ヒトの睡眠・覚醒リズムをよく理解しています。準決勝後のインタビューで「夜だったらもっと良い記録が出たのに……」と話していました。過去多くの陸上競技世界記録が、夕方から夜の時間帯に出ています。この時間帯は、人間の体温が最も高く、脳や体が最も目覚めている時間帯であることを知っていたのでしょう。

陰山英夫先生（立命館大学）は、100マス計算の実践で子供の学力を飛躍的に改善したことで有名です。彼が広島で校長をしていたときのことを次のように述べています。

「尾道市の土堂小学校には地域の教育力がある。例えば朝ごはんをきちんと食べさせてほしい、と僕たちが言えば、保護者もきちんと実践してくださる。子どもたちは朝から元気で活発に遊び、体に力もつく。小学校6年生になっても、夜の9時半に寝ている子が半数以上いて、朝も6時前に起きている子が2割近くいる。早寝早起きの習慣がついているのだ。ところで学習時間は1971年の方が多かったのに、その当時の子どもたちの方がゆとりを感じていたと思う。なぜか。それは、よく寝ていたからだ。寝れば頭がすっきりし、集中して学習にも取り組むことができるし一日を有意義に過ごせ、心理的にも余裕が生まれる。その状況を悪くさせたのがテレビ、インターネット、携帯電話の普及だ。1日2時間以上をインターネットや携帯電話などに費やし、多くの情報にさらされ、睡眠時間を削られている。子どもたちの精神に与える影響は計り知れない。」

睡眠は、「脳を創る」、「脳を育てる」、「脳を守る」、「脳を修復する」という大切な役割を担っています。適切な睡眠は、子どもの成長発育において、最も重要です。

目次

1章　眠りが脳を育む……1
★睡眠が脳内情報を整理する（9）　★心と体は寝ている間に作られる（10）
2章　睡眠の不思議なしくみ―変化する睡眠……13
☆夜になると眠くなる？……20
★眠くなる2つの理由（20）
☆1日の眠りのパターンを知る……22
★眠気にはリズムがある（22）　★眠りと体温の相関関係（23）
☆レム睡眠とノンレム睡眠……24
★2つの睡眠の役割とは（24）　★眠らないとどうなる？（26）
☆年とともに変化する睡眠リズム……27
★赤ちゃんはレム睡眠が多い（27）　★睡眠時間の年齢変化（29）
★高齢者はなぜ眠れない？（31）　★理想的な睡眠時間とは（34）

3章　光を味方にしてよい目覚め―目覚めのメカニズム……37
☆眠りにおよぼす光の影響とは……46
★光と体内時計の関係（46）　★睡眠ホルモン・メラトニン（47）
☆ぐっすり・すっきりのコツ……49
★朝日の光をたっぷり浴びる（49）　★夜間の強い照明に気をつけよう（51）
★蛍光灯より白熱灯で良い眠り（52）　★睡眠リズムを乱す日常的な風景（53）
☆成長ホルモンで寝る子は育つ……54
★ノンレム睡眠時に分泌（54）　★眠りに関わる多様なホルモン（55）

4章　朝ご飯が快眠の素―眠りと食事の関係……59
☆規則正しい食事で快眠習慣……65
★良い眠りにトリプトファン（65）　★元気で快適な一日は朝食から（67）
☆良い眠りに導く朝食の摂り方……69
★朝食は決まった時間に摂ろう（69）　★いつものメニューにプラスして（70）

5章　早寝早起きで学力アップ―成績と眠りの深い関係……73
☆寝る子ほどよくデキる？……80
★四当五落は昔のこと（80）　★成績上位者は9時に眠る（81）
☆成績アップのカギは睡眠にあり……83
★記憶を固定させる睡眠（83）
☆睡眠と学習に関する実験……84
★成績を上げる眠り方（84）　★幼児期の高次脳機能への影響（85）
☆熟睡感をもたらすテクニック……87
★短い昼寝でリフレッシュ（87）　★注意したい夜遅くの飲食（88）
★適度な運動や入浴でスムーズ入眠（89）
6章　メディアと子どもの睡眠―睡眠を削る子どもたち……93
☆世界一眠らない日本の子ども……99
★睡眠不足の子どもたち（99）
☆睡眠不足のさまざまな影響……102
★心と体を蝕む睡眠不足（102）

☆睡眠を蝕むVDTとは……106
★生活をとりまく多様なVDT（106） ★ゲームに夢中の子どもたち（108）
★携帯電話に依存する女子学生（109）
☆子どもの睡眠改善のために……111
★親が正しい生活リズムへ導く（111） ★小学校低学年までの子どものために（112）
★思春期の子どものために（114）

7章　子どもの睡眠呼吸障害―いびきに潜む黄色信号……117

☆子どものいびきに隠された症状……121
★いびきの原因（121） ★扁桃肥大とは？（122） ★鼻の大切な役割（123）
☆呼吸障害が招く睡眠障害……124
☆いびきを改善するには……126
★手術について（126） ★術後の経過（128）

すこやかな体をつくる睡眠6ヵ条……138

1章

眠りが脳を育む

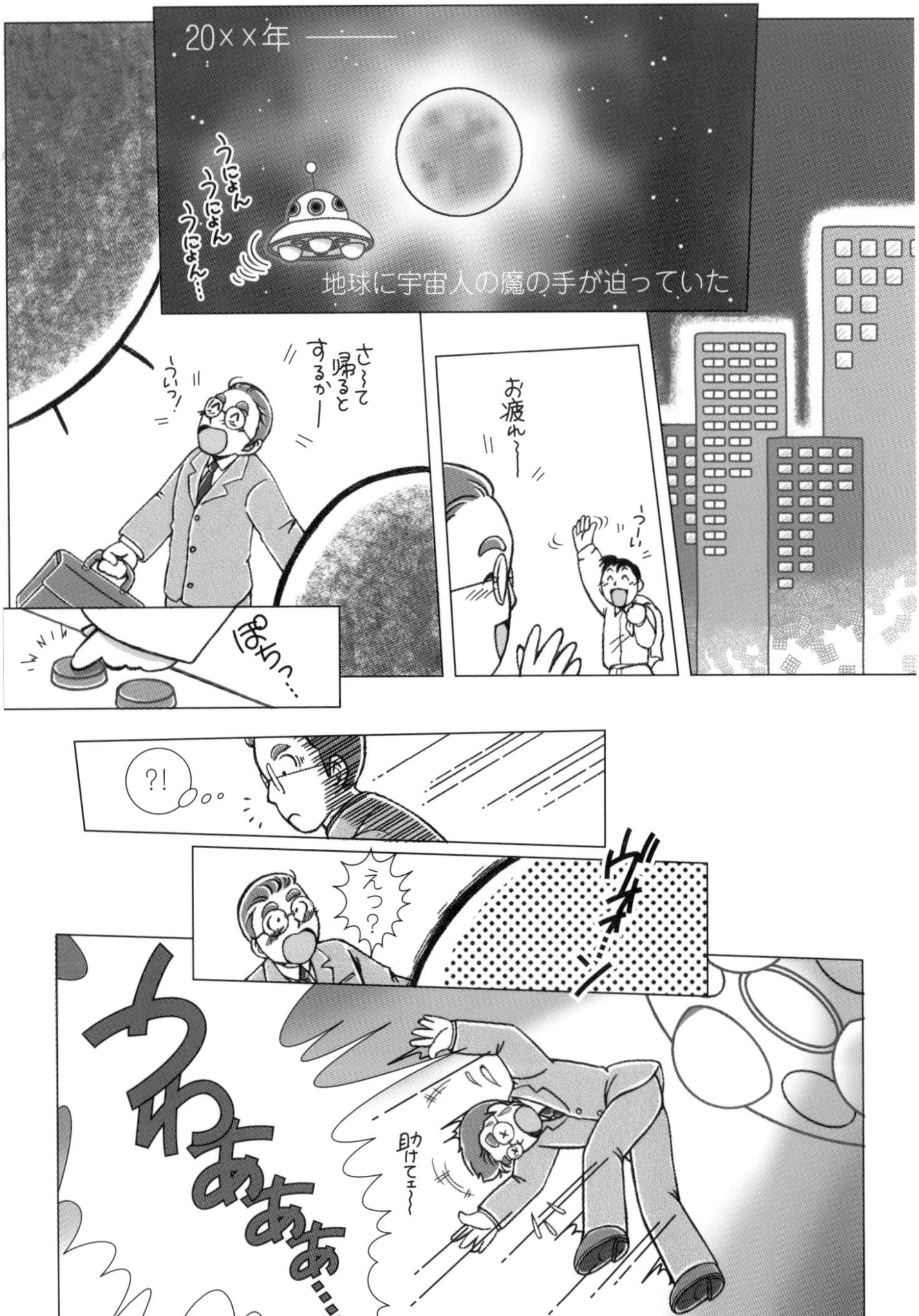
20××年 ―――
うにょん うにょん うにょん…
地球に宇宙人の魔の手が迫っていた
お疲れ～～
う～い
さ～て帰るとするか～
う～いっ！
ぽちっ…
?!
ヴォオ～ン
えっ？
うわあああ……
助けてェ～

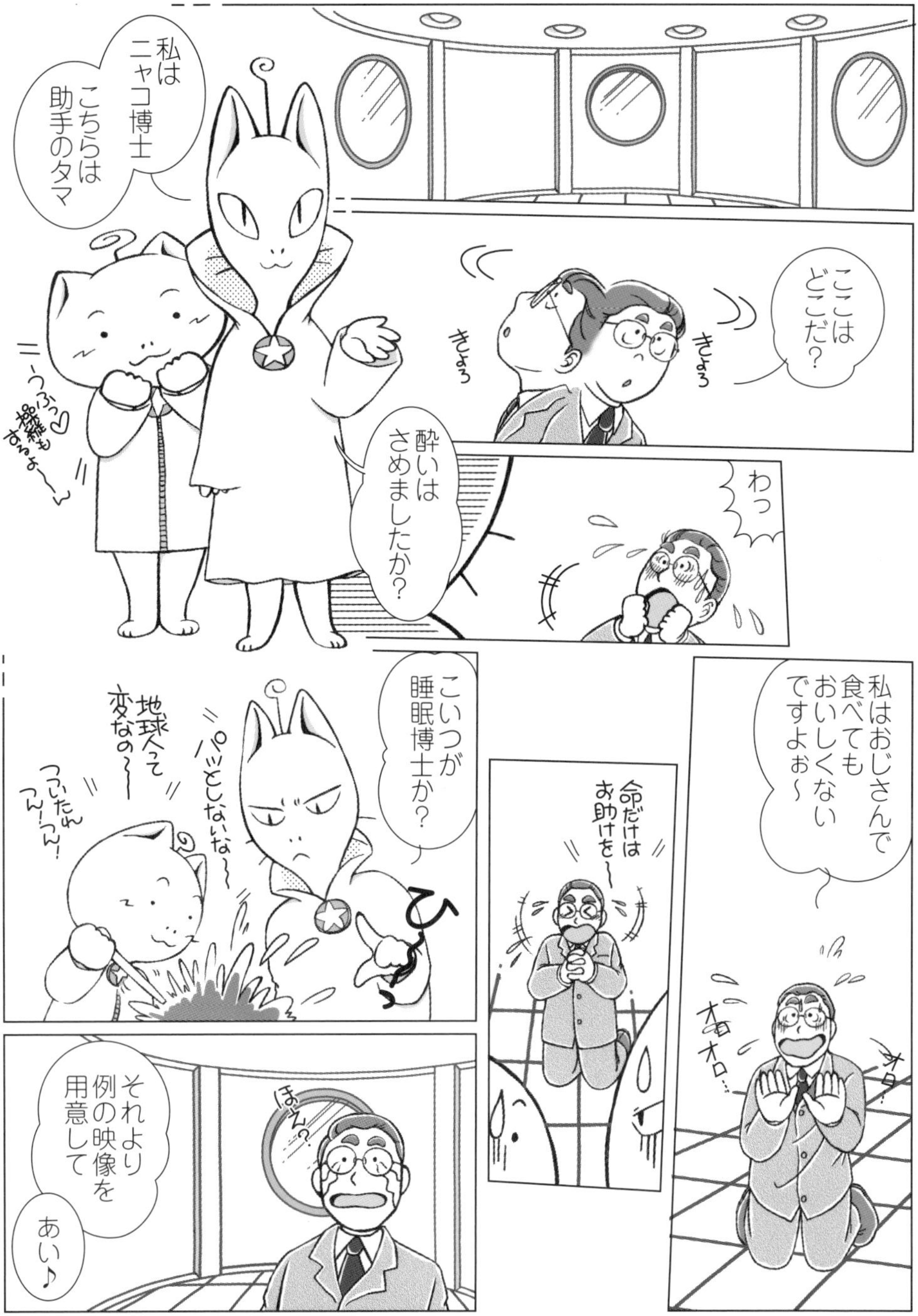
ここはどこだ？
きょろ
きょろ
わっ
私はニャコ博士
こちらは助手のタマ
うふっ♥ 操縦もするよ～～
酔いはさめましたか？
私はおじさんで食べてもおいしくないですよぉ～
オロオロ…
オロ…
命だけはお助けを～
こいつが睡眠博士か？
パッとしないな～
地球人って変なの～
つついたん つん!つん!
ひ～
それより例の映像を用意して
あい♪
ほえ？

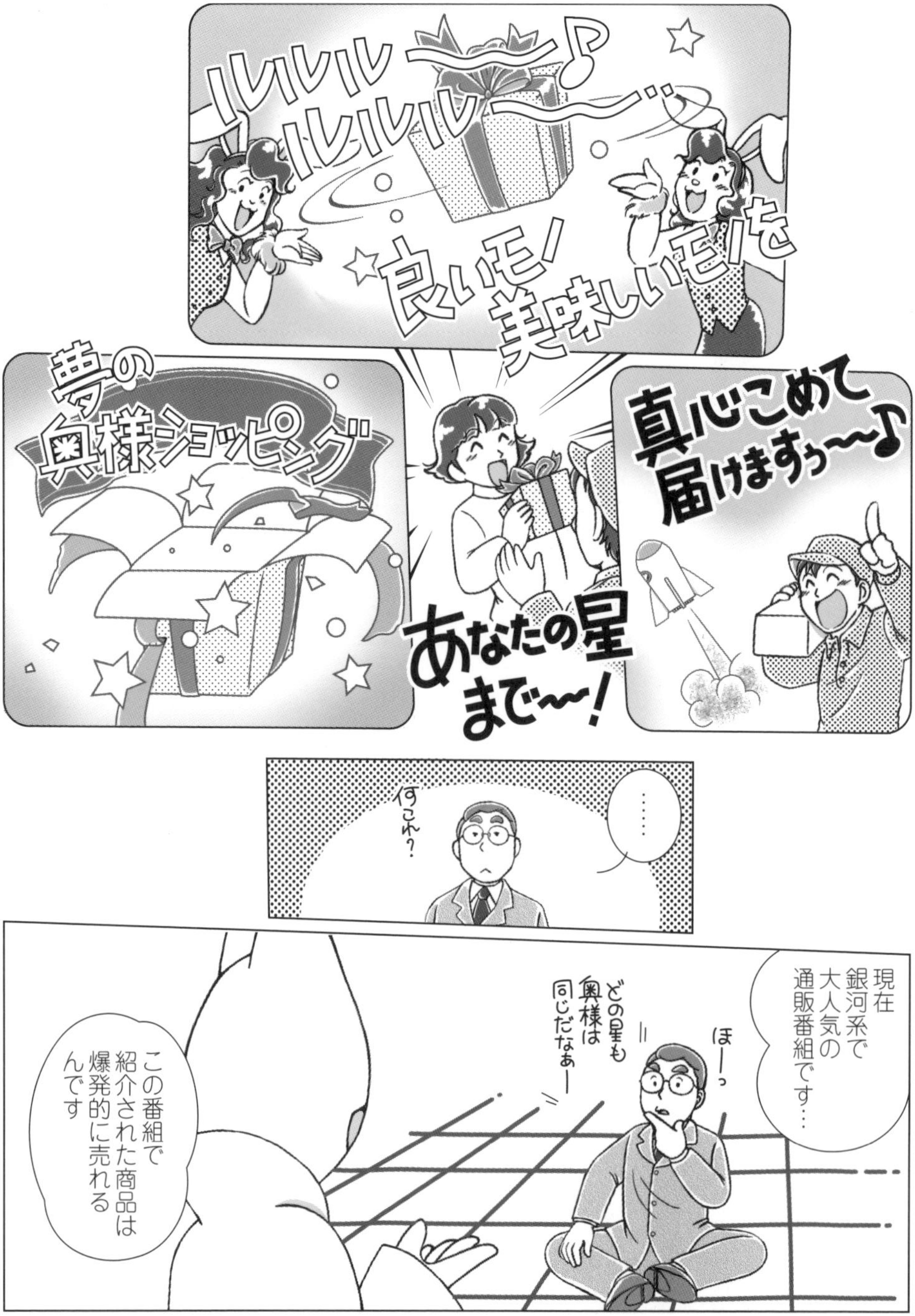
ルルルル〜〜♪
ルルルル〜〜
良いモノ美味しいモノを
真心こめて届けますぅ〜〜♪
あなたの星まで〜〜！
夢の奥様ショッピング
……
イすこれ？
現在銀河系で大人気の通販番組です…
ほーっ
どの星も奥様は同じだなぁー
この番組で紹介された商品は爆発的に売れるんです

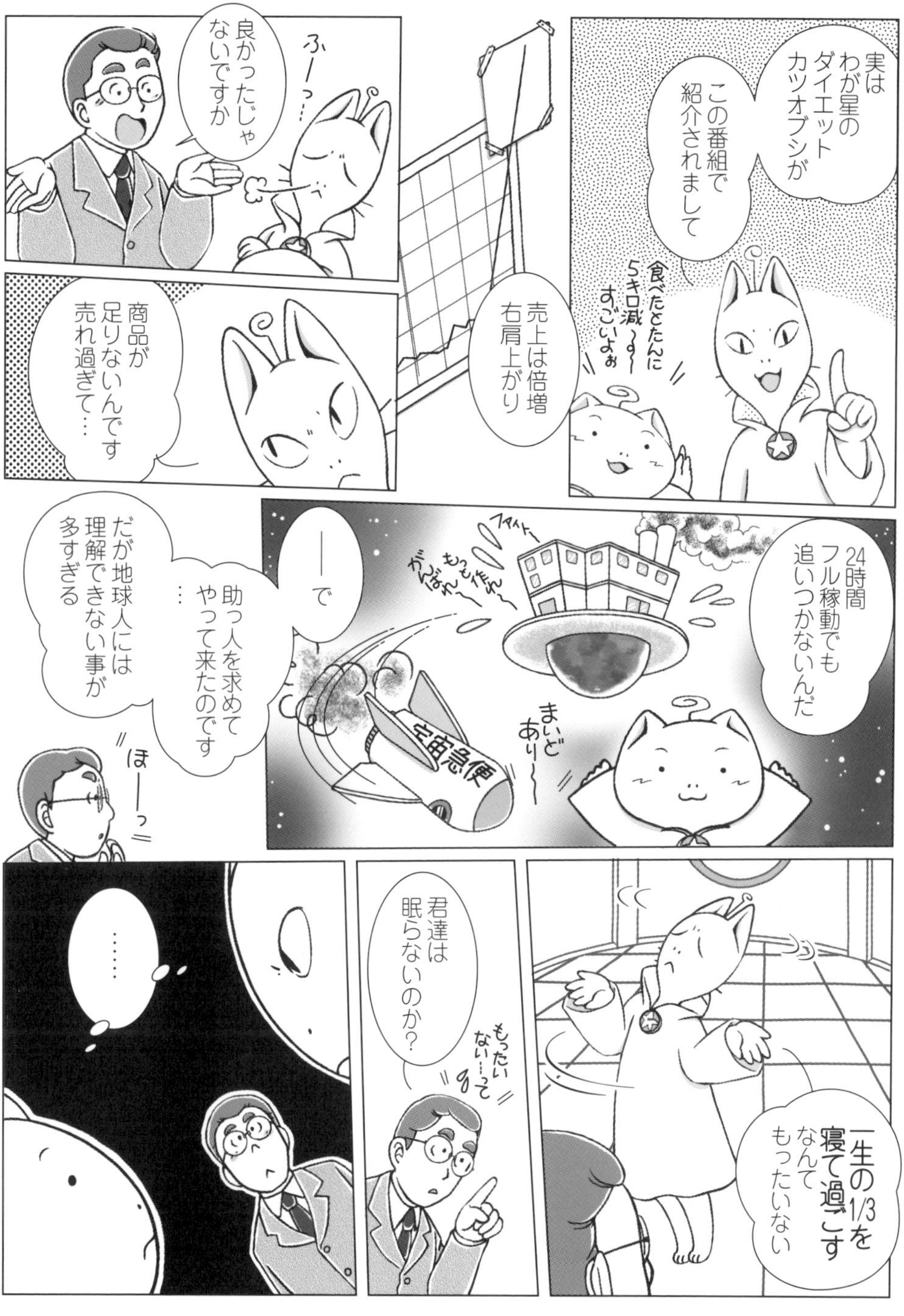

実はわが星のダイエットカツオブシが
この番組で紹介されまして
食べたとたんに5キロ減〜っ〜すごいよぉ
ふーっ…
良かったじゃないですか
売上は倍増右肩上がり
商品が足りないんです売れ過ぎて…
24時間フル稼動でも追いつかないんだ
ファイトー
もっと作れ〜
がんばれ〜
まいどあり〜
宇宙急便
――で
助っ人を求めてやって来たのです…
だが地球人には理解できない事が多すぎる
ほーーっ
一生の1/3を寝て過ごすなんてもったいない
君達は眠らないのか?
もったいない…って
……

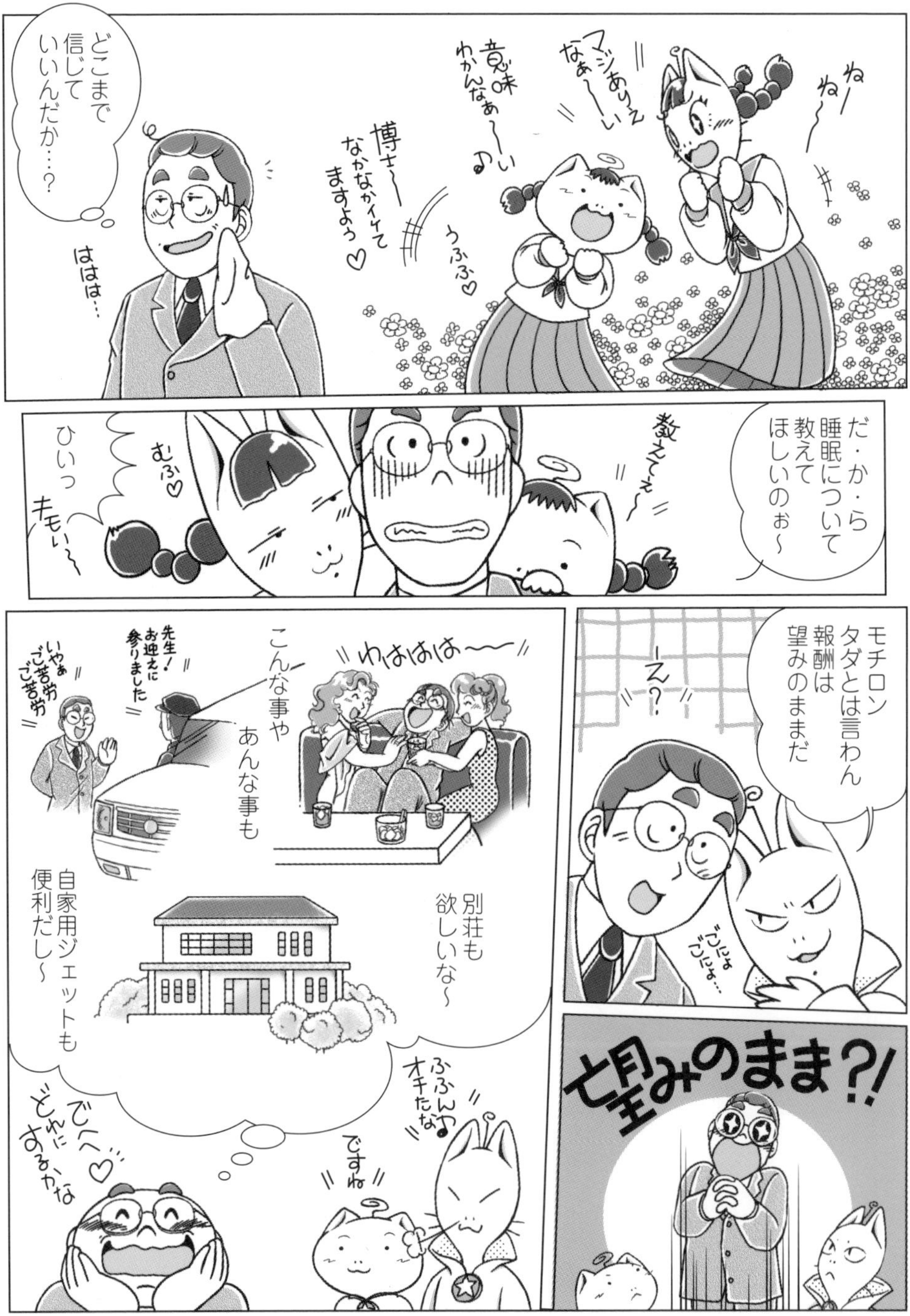
ねーねー
マジありえなぁ～～い
意味わかんなぁ～い♪
博士～なかなかイイてますよぅ♡
うふふ♡
どこまで信じていいんだか…？
ははは…
だ・か・ら睡眠について教えてほしいのぉ～
教えてぇ～
むふ♡
ひいっ
キモい～
モチロンタダとは言わん報酬は望みのままだ
え？
ごにょごにょ…
わははは～～
こんな事や
あんな事も
先生！お迎えに参りました
いやぁご苦労ご苦労
別荘も欲しいな～
自家用ジェットも便利だし～
でへ♡
どれにするかな
ふふんオチたな♪
ですね
望みのまま？！

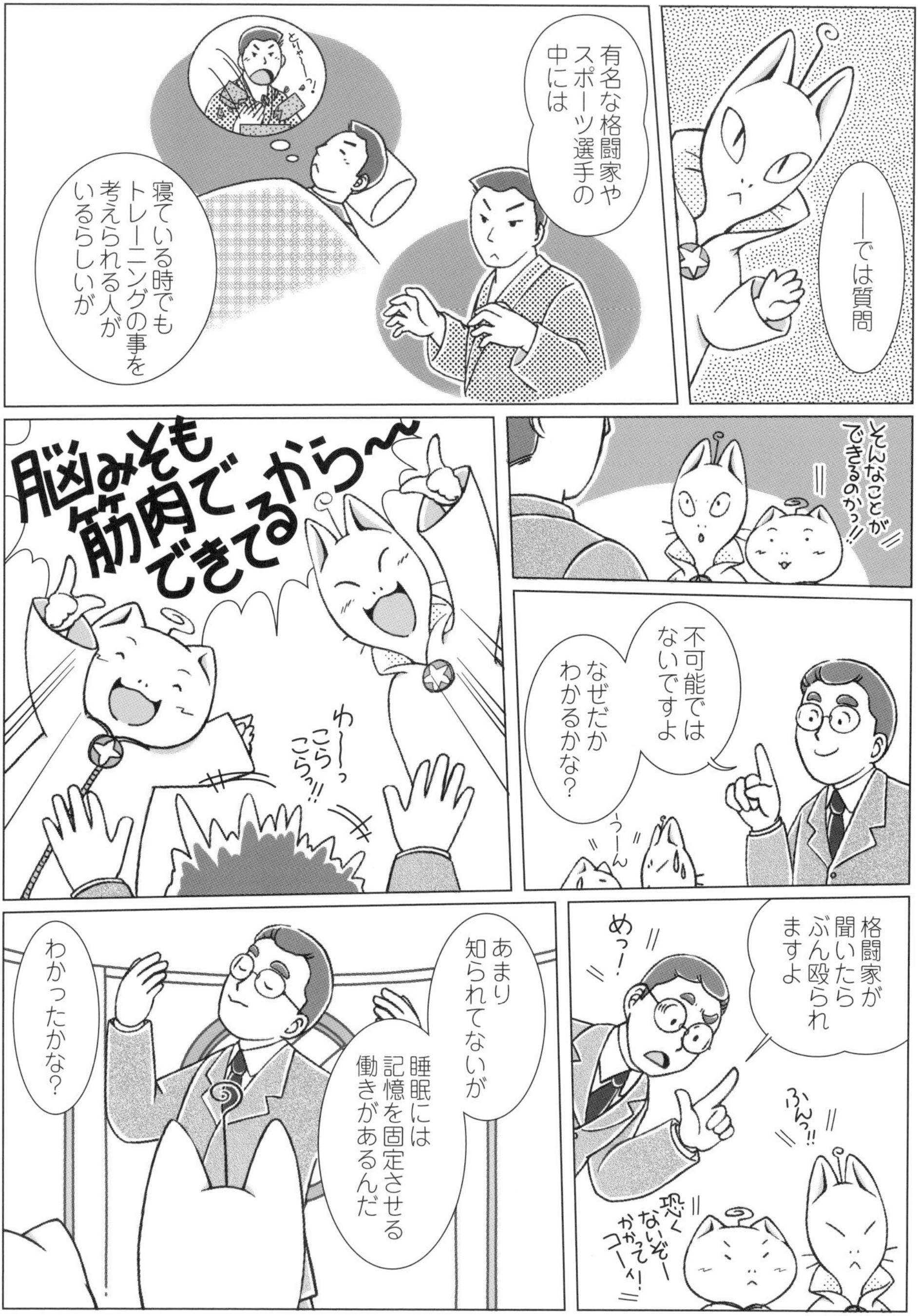
――では質問
有名な格闘家やスポーツ選手の中には
寝ている時でもトレーニングの事を考えられる人がいるらしいが
そんなことができるのかっ!!
不可能ではないですよ
なぜだかわかるかな?
うーん
脳みそも筋肉でできてるから〜
わ〜っ こら こらっ!!
格闘家が聞いたらぶん殴られますよ
めっ!
ふんっ!!
恐くないぞー
かかってコーイ!
あまり知られてないが
睡眠には記憶を固定させる働きがあるんだ
わかったかな?

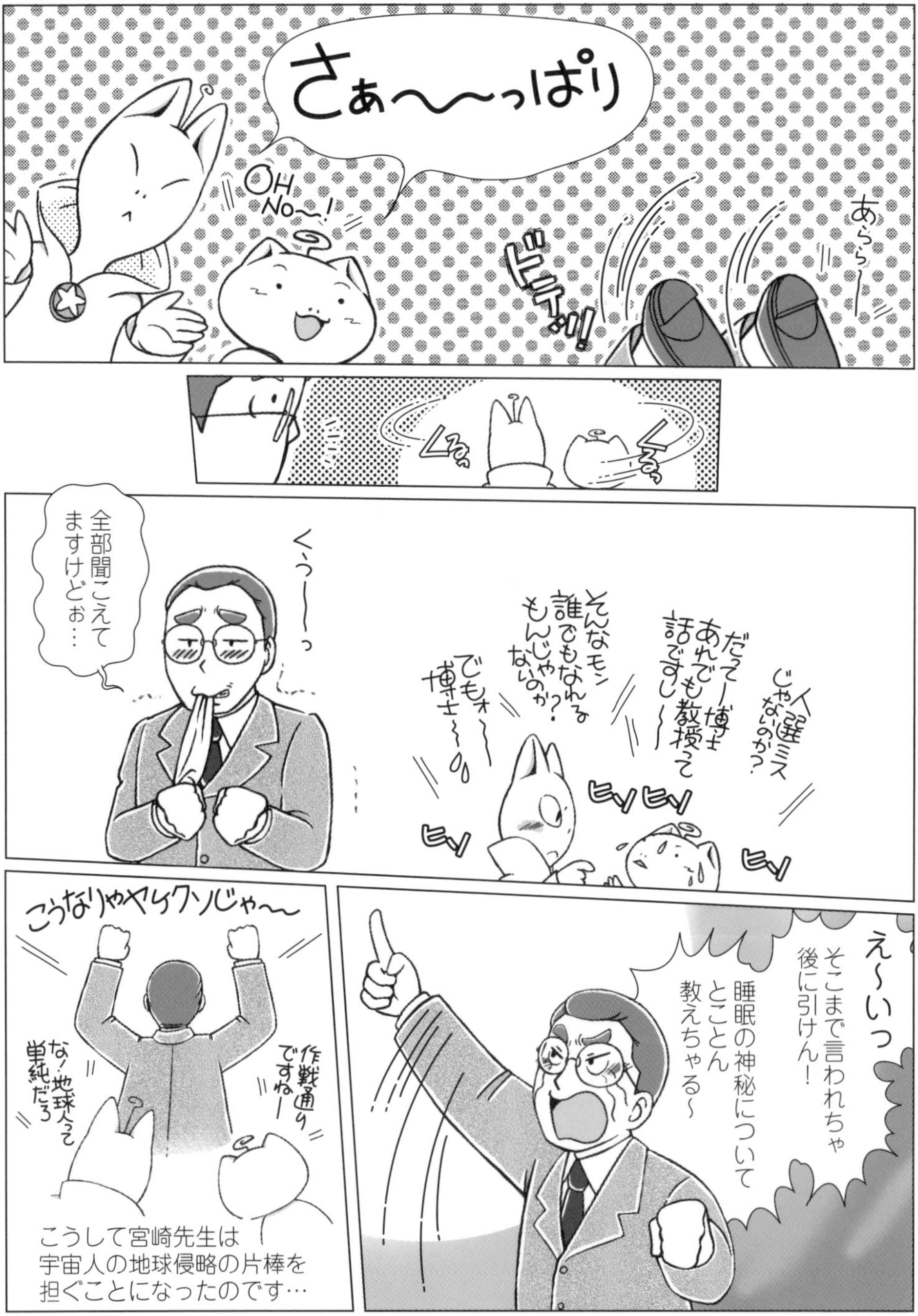

さぁ〜〜っぱり
OH No〜!
ビデッ!!
あらら〜
くるっ
くるっ
全部聞こえてますけどぉ…
くぅ〜〜っ
人選ミスじゃないのか?
だって〜博士あれでも教授って話ですし〜
そんなモン誰でもなれるもんじゃないのか?
でもォ〜博士〜〜
ヒソヒソ
え〜いっ
そこまで言われちゃ後に引けん!
睡眠の神秘についてとことん教えちゃる〜
こうなりゃヤケクソじゃ〜〜
作戦通りですね〜
な!地球人って単純だろ
こうして宮崎先生は宇宙人の地球侵略の片棒を担ぐことになったのです…

★睡眠が脳内情報を整理する

睡眠と記憶に関するおもしろい実験があります。

規則正しいリズムで指示された数字キーを間違いなく指で打てるかどうか調べる「フィンガータッピング」という動作実験を繰り返ししたところ、次の実験までに睡眠をとった方が良い結果が得られたという興味深いデータがあります（図1）。

なぜ一度眠った睡眠後の記憶・技能は向上するのでしょうか。理由としてはいくつか考えられます。

◆記憶後の干渉が少なくなるため
◆忘却の速度が遅いため
◆記憶・技能の整理・固定が睡眠中におこなわれるため

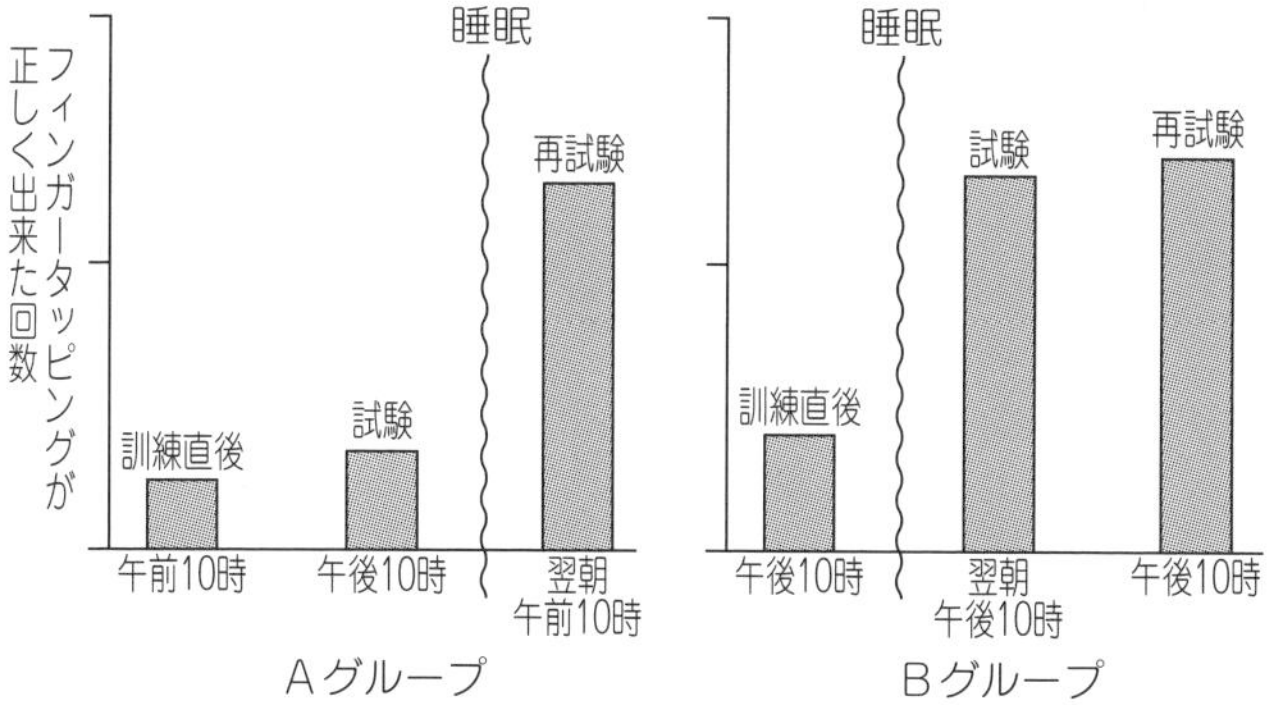

図1　記憶や訓練は睡眠によって固定する

せっかく勉強して暗記をしても、寝る前に別のことをいろいろしてしまうと、他の記憶が入ってごっちゃになってしまいます。睡眠中は他の刺激が少ないため忘れる速度が遅くなっています。そして、睡眠中には、脳内で記憶の整理や固定といった作業がされているためと考えられます。

つまり、睡眠不足は体だけに影響があるのではなく、学業成績にも影響を与えるといえます。ただ睡眠時間をとればよいのかというとそうではありません。睡眠の量だけでなく、睡眠の質も成績に関係があることが研究によって明らかになっています。

★心と体は寝ている間に作られる

世界的に睡眠時間は短くなってきていますが、24時間社会となっている日本人の睡眠時間は、世界で最も短くなっています。

これは大人社会に限った現象ではありません。いまの日本では、子供たちの睡眠環境が大人の生活スタイルによって侵されているのです。著者らがおこなったアンケートによると、「寝不足だ」と自分で感じている子どもの割合は85％とかなり高くなっています。寝不足の時のことを思い出してみてください。頭はぼんやり、注意力も散漫、ミスも多くなり、不機嫌で、だるく、何か覚えようとしてもスムーズに覚えられません。成長期の子どもたちにとって睡眠不足は深刻な問題です。

眠っている間には、成長ホルモンが一気に分泌されます。これにより、大人であれば体が修復されています。睡眠不足がお肌の大敵なのは、寝ている間に皮膚の修復がされるのにそれができないからです。また睡眠は、免疫や代謝の機能、感情を安定させる脳内物質の分泌にも関わっています。

さあ、これから、ご一緒に睡眠について正しい知識を身につけ、お子さんの睡眠環境を見直していきましょう。この本を手に取られた皆さんなら、きっとできます。

では、始めましょう。

2章

睡眠の不思議なしくみ

変化する睡眠

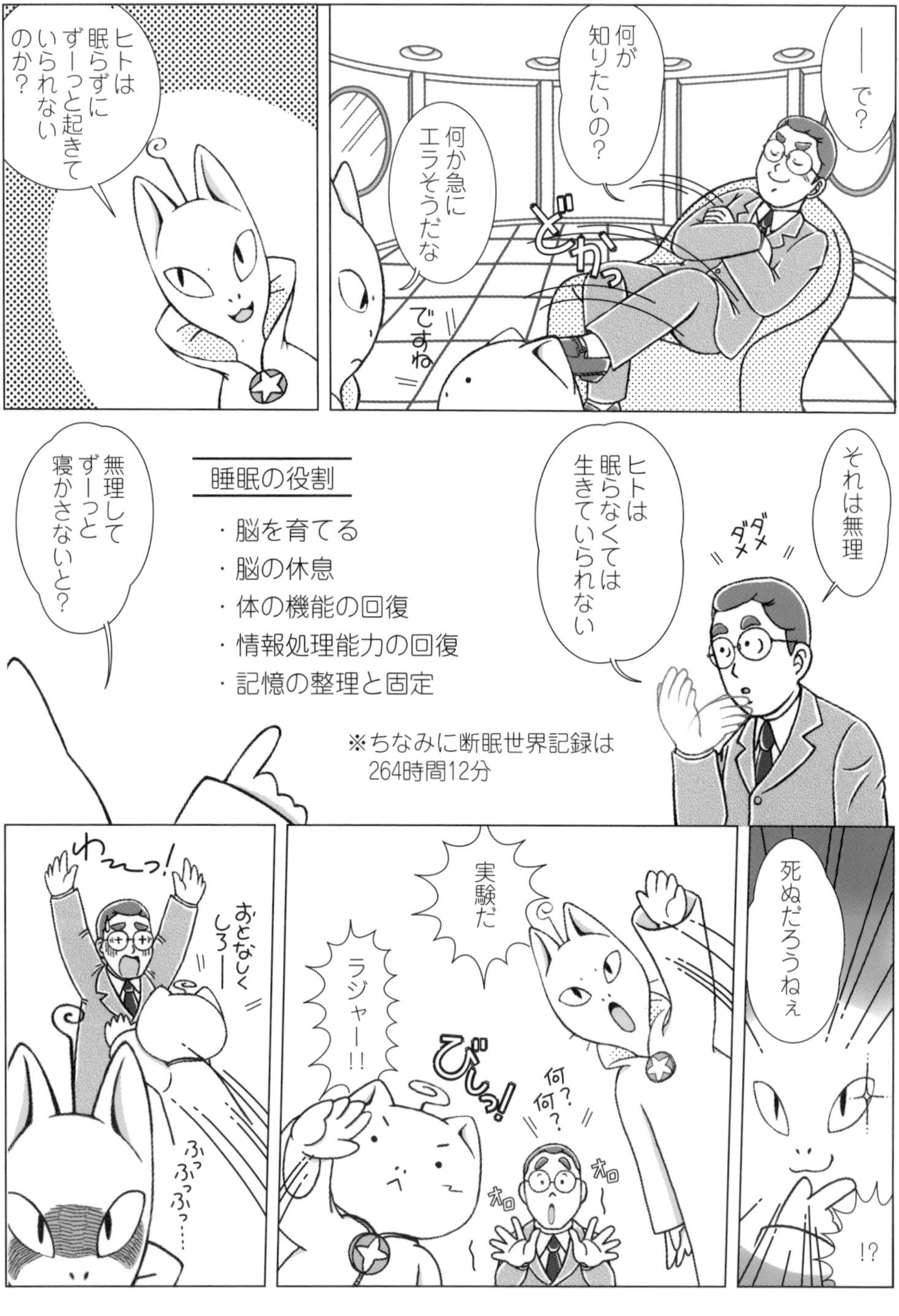
――で？
何が知りたいの？
どかっ
何か急にエラそうだな
ですね
ヒトは眠らずにずーっと起きていられないのか？
それは無理
ダメダメ
ヒトは眠らなくては生きていられない
無理してずーっと寝かさないと？
睡眠の役割
・脳を育てる
・脳の休息
・体の機能の回復
・情報処理能力の回復
・記憶の整理と固定
※ちなみに断眠世界記録は264時間12分
死ぬだろうねぇ
!?
実験だ
ラジャー!!
びしっ!
何？何？
オロ
オロ
わーっ!
おとなしくしろ――
ふっふっふっ……

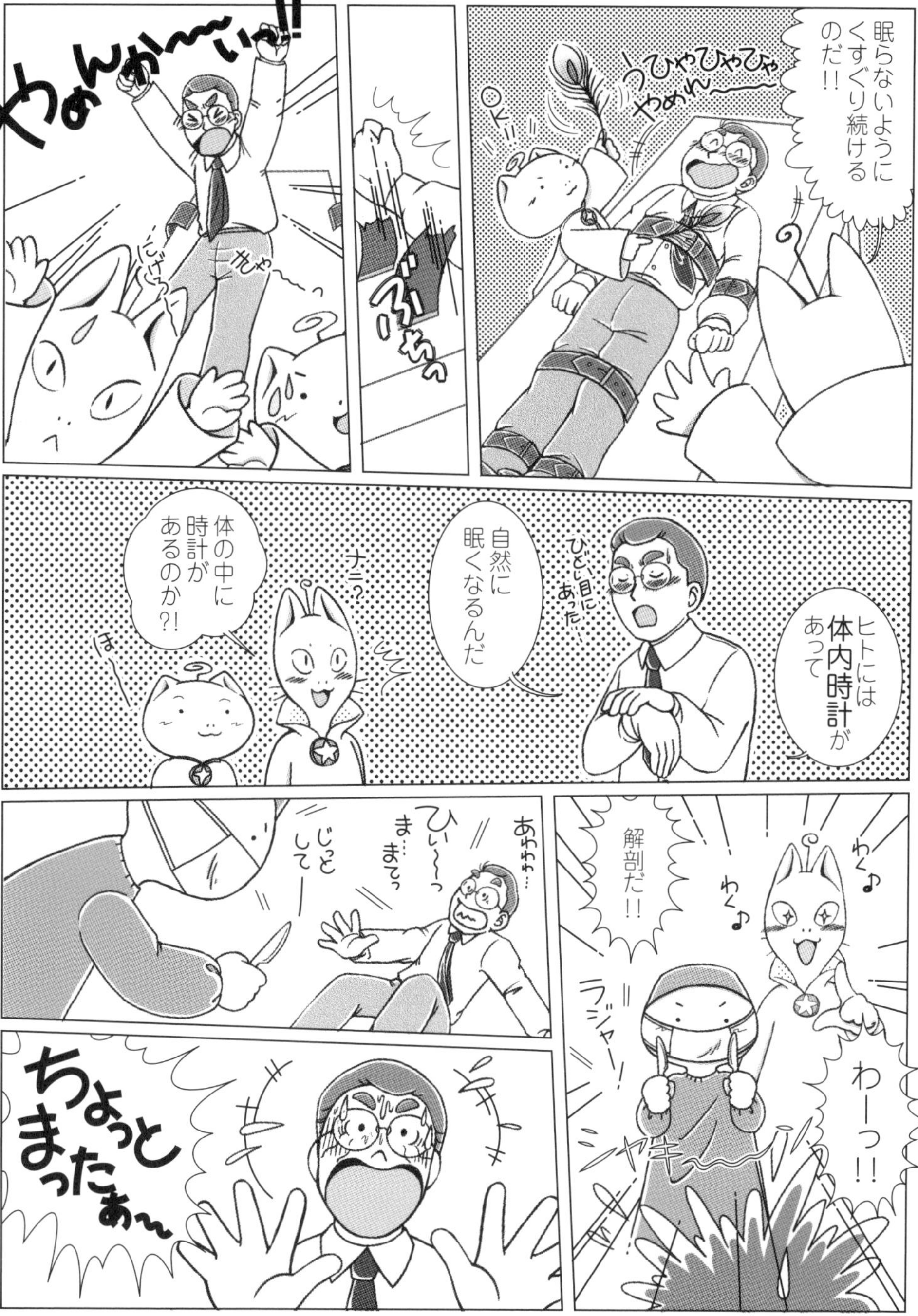
眠らないようにくすぐり続けるのだ!!
うひゃひゃひゃひゃ
やめれ〜〜〜
OK!!
ぶちっ
やめんか〜〜いっ!!
にげろ〜
ヒトには体内時計があって
ひどい目にあった…
自然に眠くなるんだ
ナニ?
体の中に時計があるのか?!
ほ〜
解剖だ!!
わく♪
わく♪
ラジャー!
わーっ!!
シャキ〜〜ン
あちちち…
ひい〜っ
ま…まてっ
じっとして〜
ちょっとまったぁ〜〜

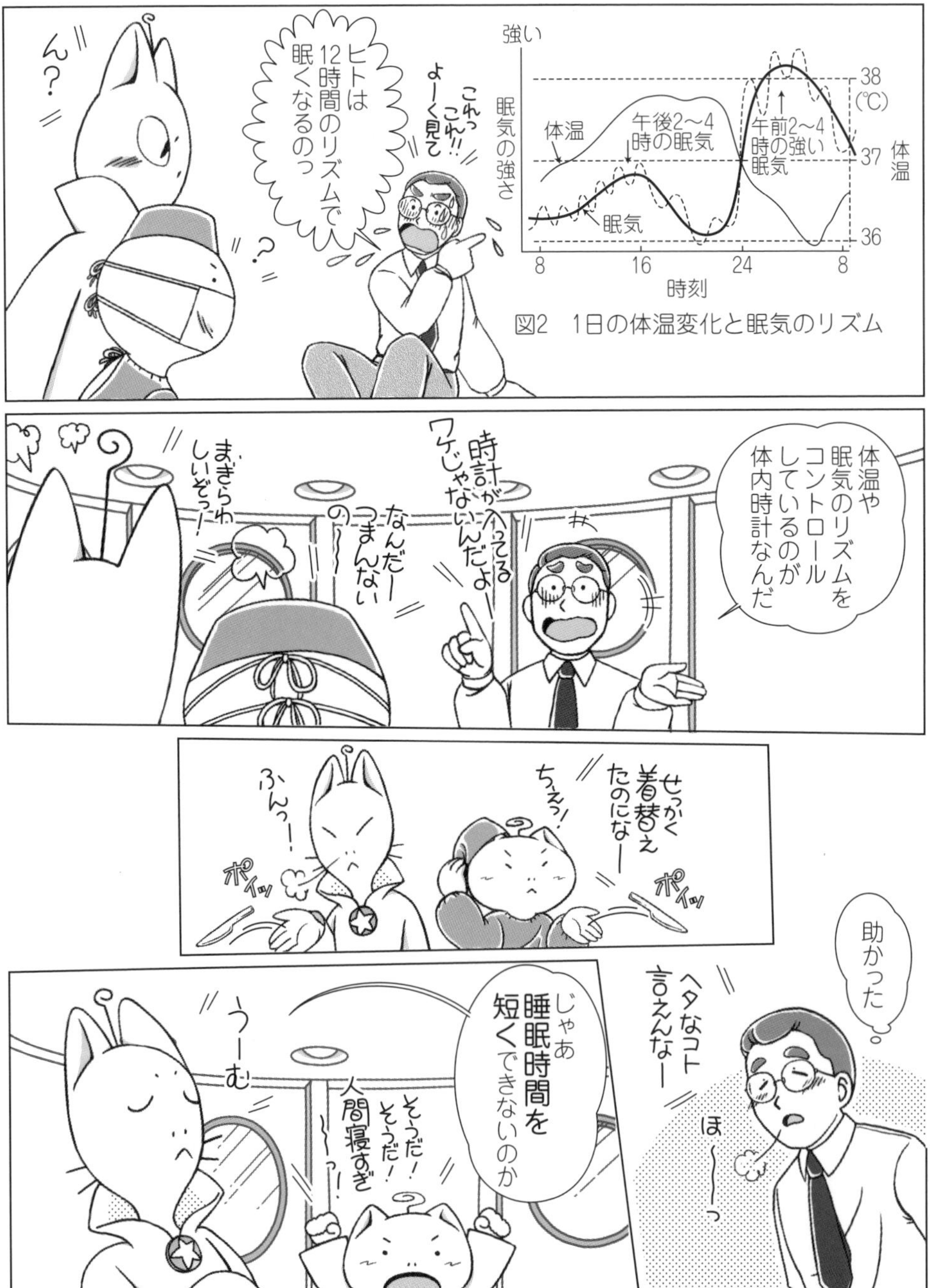

強い
眠気の強さ
体温
午後2～4時の眠気
午前2～4時の強い眠気
眠気
38
(℃)
37
36
体温
8
16
24
8
時刻
図2　1日の体温変化と眠気のリズム
これっこれ!!よーく見て
ヒトは12時間のリズムで眠くなるのっ
ん?
?
体温や眠気のリズムをコントロールしているのが体内時計なんだ
時計が入ってるワケじゃないんだよ~
なんだ~つまんないの~
まぎらわしいぞっ!
せっかく着替えたのになー
ちぇっ!
ポイッ
ふんっ!
ポイッ
助かった
ヘタなコト言えんなー
ほ~~っ
じゃあ睡眠時間を短くできないのか
そうだ!そうだ!人間寝すぎ~~っ!
う~む

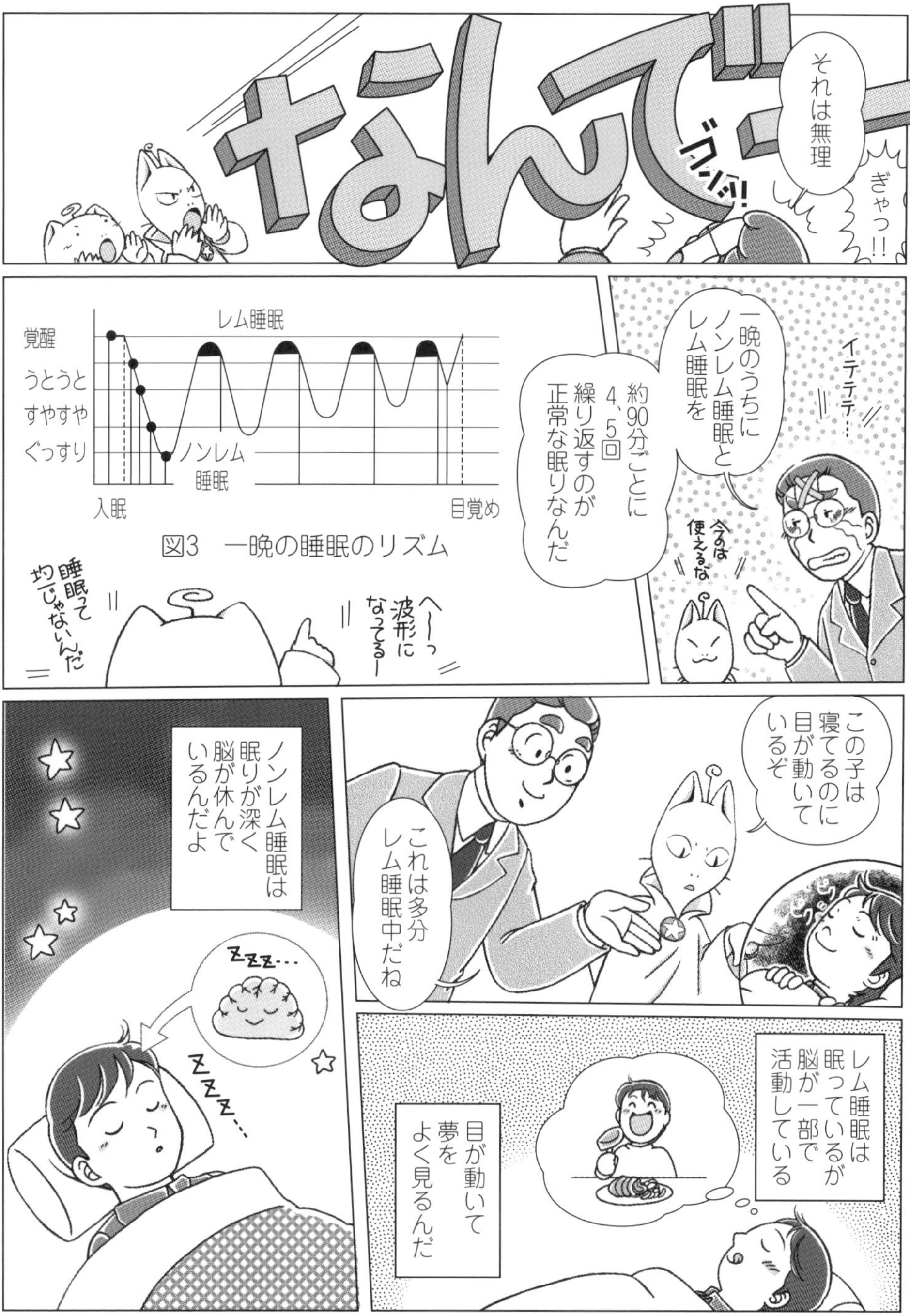
ぎゃっ!!
それは無理
ゴンッ!!
なんでー
イテテ…
一晩のうちにノンレム睡眠とレム睡眠を
約90分ごとに4、5回繰り返すのが正常な眠りなんだ
今のは使えるな
覚醒
うとうと
すやすや
ぐっすり
レム睡眠
ノンレム睡眠
入眠
目覚め
図3　一晩の睡眠のリズム
へ～っ波形になってる～
睡眠って均一じゃないんだ
この子は寝てるのに目が動いているぞ
これは多分レム睡眠中だね
ノンレム睡眠は眠りが深く脳が休んでいるんだよ
Zzz…
Zzz…
レム睡眠は眠っているが脳が一部で活動している
目が動いて夢をよく見るんだ

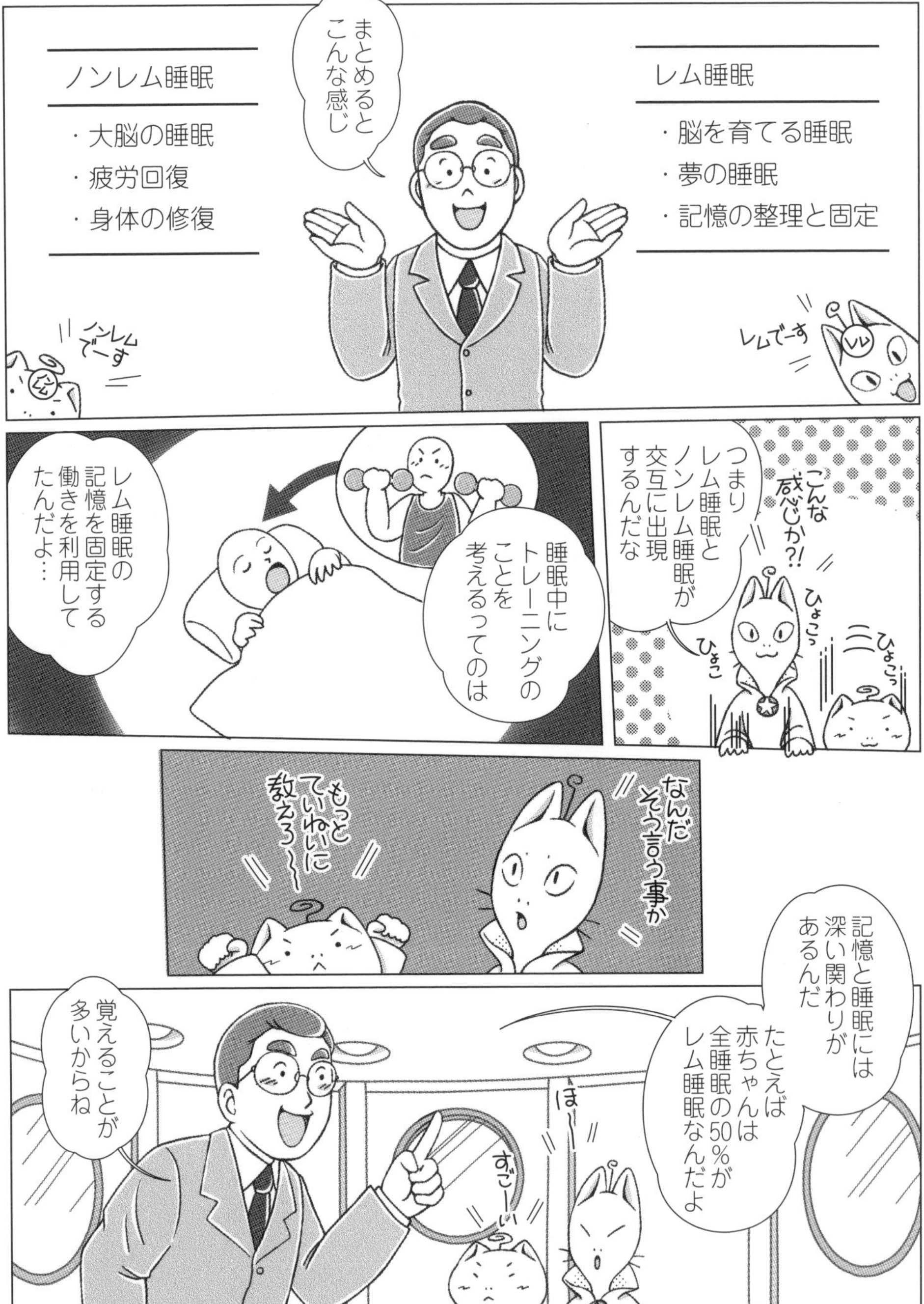

レム睡眠
・脳を育てる睡眠
・夢の睡眠
・記憶の整理と固定
まとめるとこんな感じ
ノンレム睡眠
・大脳の睡眠
・疲労回復
・身体の修復
レムでーす
ノンレムでーす
つまりレム睡眠とノンレム睡眠が交互に出現するんだな
こんな感じか?!
ひょこっ
ひょこっ
ひょこ
睡眠中にトレーニングのことを考えるってのは
レム睡眠の記憶を固定する働きを利用してたんだよ…
なんだそう言う事か
もっとていねいに教えろ~~
記憶と睡眠には深い関わりがあるんだ
たとえば赤ちゃんは全睡眠の50%がレム睡眠なんだよ
ほ~
すご~い
覚えることが多いからね

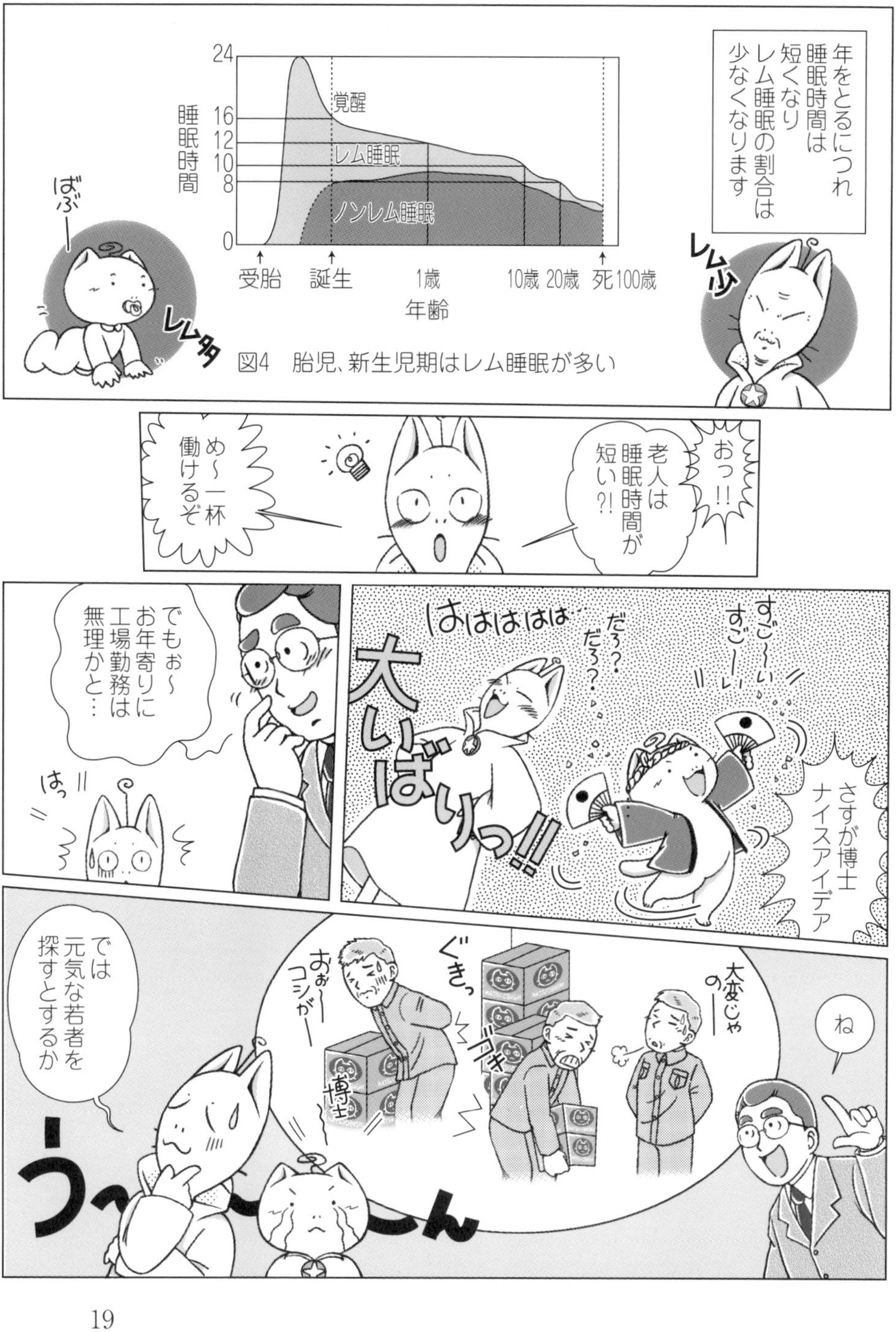
年をとるにつれ
睡眠時間は
短くなり
レム睡眠の割合は
少なくなります
レム少
睡眠時間
24
16
12
10
8
0
覚醒
レム睡眠
ノンレム睡眠
受胎
誕生
1歳
10歳
20歳
死100歳
年齢
ばぶー
レム多
図4　胎児、新生児期はレム睡眠が多い
おっ!!
老人は睡眠時間が短い?!
め〜一杯働けるぞ
すご〜い
すご〜い
だろ?
だろ?
はははははは
大いばりっ!!
さすが博士ナイスアイデア
でもぉ〜お年寄りに工場勤務は無理かと…
はっ
ね
大変じゃの〜
ぐきっ
ゴキ
おぉ〜コシが〜
博士〜
では元気な若者を探すとするか
うーーん

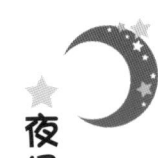

夜になると眠くなる？

★眠くなる2つの理由

そもそも、どうして人間は眠くなるのでしょうか。最初に簡単に睡眠のメカニズムを説明しましょう。眠くなる原因は、主に2つの働きが関係しています。

簡単に言ってしまえば、

◆疲れたから眠る（恒常性維持機構）

◆夜になると眠くなる（生体時計機構）

の2つです。この2つの働きが状況によってお互いに関連しながら、睡眠の質や量、タイミングを制御しています。

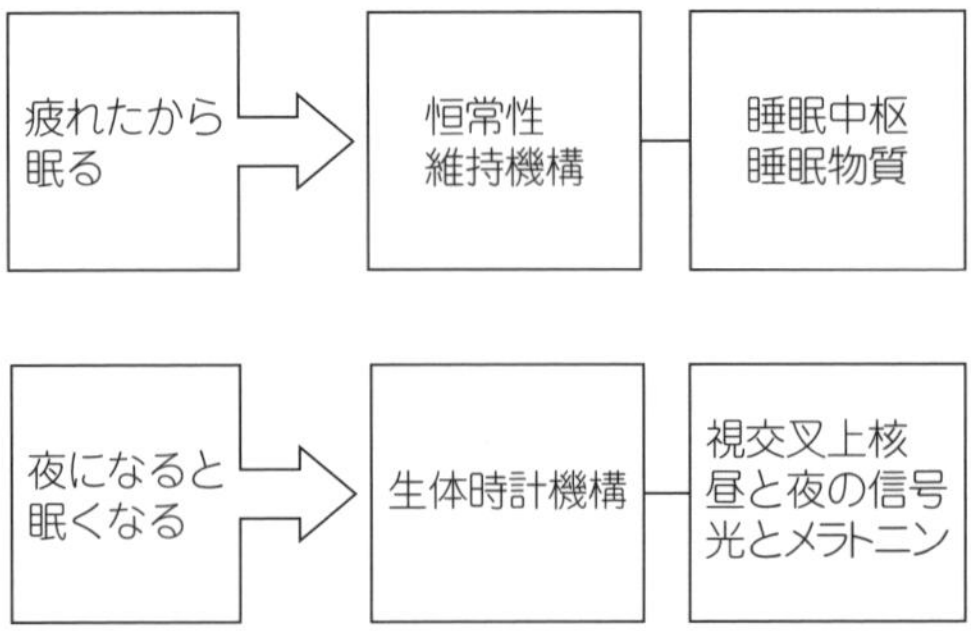

図5　どうして眠くなるのか？

恒常性維持機構とは、生き物が命を維持するために体の内部を一定の状態に保とうとする働きです。簡単に言えば、脳や身体が疲れると休ませる機能です。脳が高度に発達した人間は、脳を休ませないと死んでしまいます。疲れてくると無意識に睡眠を促す物質が溜まり、睡眠中枢に働いて眠くなります。

生体時計機構とは、その日の疲れなどには関係なく、一定の時間になると眠くなるという働きです。この働きは、脳の奥深くにある「視交叉上核《しこうさじょうかく》」という部分が、調整しています。この部位からの指示によって、睡眠を促すメラトニンという物質が夕方から体内にどんどん分泌され、やがて夜になると眠くなるというシステムです。

メラトニンについては、次の3章で詳しく説明します。

1日の眠りのパターンを知る

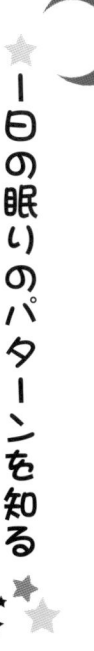

★眠気にはリズムがある

眠気にも1日の中でリズムがあります（図2・16ページ）。お昼ご飯の後、仕事中や授業中にもかかわらずうつらうつらしてしまった経験がありませんか？　昼間の眠気が一番強いのが午後2〜4時なのです。また、夜間の眠気が一番強いのは午前2〜4時で、時間周期の眠気のリズムのピークにあたります。

眠気のピークというのは、事故やミスが増える時間帯ともいえます。スウェーデンのガス作業従事者による作業ミスの発生時刻の調査によると、作業ミスは夜には午前3時台に最も多く発生し、昼間では午後3時台に多いことが報告されています。これらの時刻は、眠気のリズムのピークとほぼ対応しています。24時間休むことなく活動し続けている現代の生活スタイルは、人間の自然なリズムには合っていないのです。逆にいえば、この自然のリズムを知り、タイミングを逃さず日々の生活を送れば「寝つき」と「目覚め」を改善できるということです。

★眠りと体温の相関関係

「良い眠り」「良い目覚め」のためには、一晩の睡眠のパターンを知る必要があります。

一晩の眠りは、眠ってから起きるまでずっと同じ深さではありません（図3・17ページ）。健康な人であれば、眠りに入ってすぐに深いノンレム睡眠に達し、その後周期的にレム睡眠とノンレム睡眠が見られ、朝方には浅い睡眠から目覚めます。

体温も1日中一定ではなく変化します。夕方に最も高くなり、下がり始める頃に眠りに入るパターンになります。明け方もっとも体温は低くなり、その後、目覚めにそなえて再び徐々に上昇していきます。

お母さんたちは、赤ちゃんの体がぽかぽかと温かくなると「眠くなったのね」と経験からわかっています。大人でも眠くなると手足がぽかぽかしてきます。これは手足の血管を拡張し、脳の温度（深部体温）を下げ、眠らせる機能です。冷え性のヒトが眠りにくいのは、手足が冷たいと血管が収縮しているために熱放射がうまくいかず、深部体温が下がらないためです。ですから、入浴や湯たんぽなどで適度に温めると、手足の血管が拡がり深部温度が低下して、眠りに入りやすくなります。

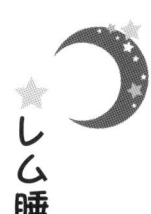

レム睡眠とノンレム睡眠

★2つの睡眠の役割とは

睡眠にはレム睡眠とノンレム睡眠という2種類があります。

子どもが眠っている時に寝顔を観察してみてください。レム睡眠の時には、まぶたの下で眼球がキョロキョロと動いています。レム睡眠という名称は、この急速眼球運動（Rapid Eye Movement：ＲＥＭ）から名づけられています。それに対して、ノンレム睡眠はレムでない睡眠（Non－REM）という意味です。

レム睡眠は、体は力がすっかり抜けていますが脳は活動しています。まぶたがピクピクと動き、夢を見たりしています。

ノンレム睡眠は深い眠りで、脳を休ませる睡眠です。

一晩の睡眠中に、レム睡眠－ノンレム睡眠が、ひとつの睡眠単位となっていて、朝方までに、この睡眠周期を4～5回繰り返します（図3・17ページ）。ひとつの周期は平均約90分ですが、人によって多少異なり、約70～130分という幅があります。

　人間ではわかりにくいですが、ネコの寝姿ではレム睡眠－ノンレム睡眠どちらの状態にあるのかがわかります。図6のようにレム睡眠では、ぐったりと体の力が抜けている状態になり、ノンレム睡眠ではある程度、筋緊張が残っています。いわばレム睡眠は「ぐったり寝ている」。ノンレム睡眠は「ぐっすり寝ている」と言えます。

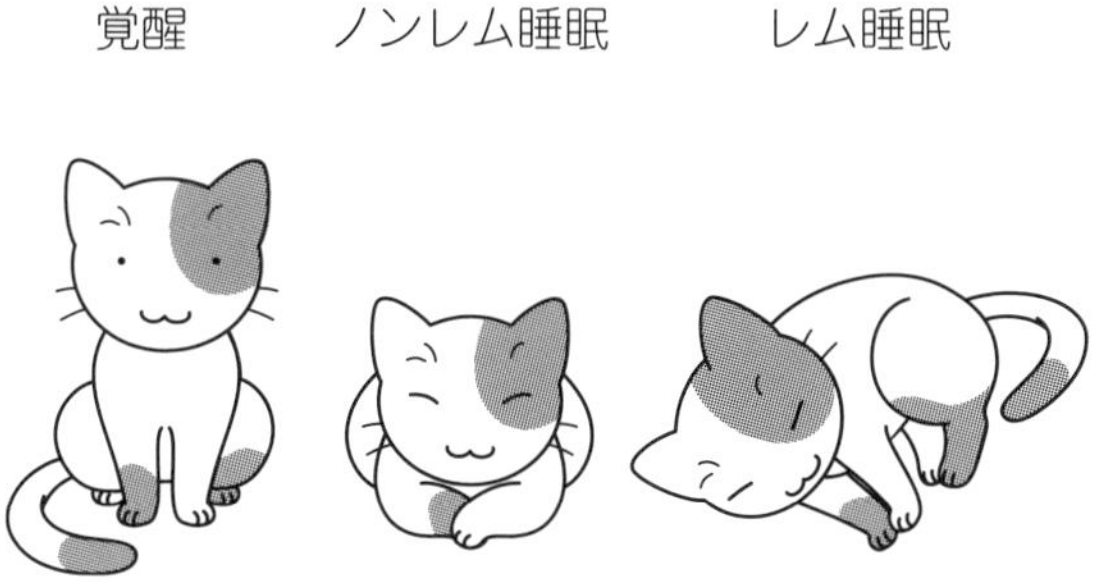

図6　ネコの姿勢と睡眠

★眠らないとどうなる？

断眠の世界記録は264時間12分（約11日間）でギネスブックにも載っています。この記録保持者はアメリカの17歳の少年ですが、彼は眠らなくなって少しずつ、イライラしはじめ、指が震えたり幻覚を見るようになったそうです。断眠によって体に何が起こったのでしょうか？

人間の大脳は大変エネルギーを使う器官です。脳は体重のうちの2％ほどの重さですが、エネルギー消費量は体全体の20％にもなります。眠らないと脳を休息・修復することができないので、脳の細胞がダメージを受け、指示系統がうまく働かなくなります。

また、ノンレム睡眠中に分泌される成長ホルモンは、子どもなら体をつくり、大人なら体の細胞を再生・活発化するほか、体内で免疫や抵抗力を高める物質を作る働きがあります。睡眠不足が続くと、この成長ホルモンの分泌を損なうことになるので、お肌はカサカサ、免疫力が落ちて病気にかかりやすくなります。さらにレム睡眠時の「脳の情報整理」がおこなわれないので、認知・記憶にも支障をきたしてしまいます。

睡眠は、2種類の睡眠を繰り返すことで、「脳の休息」「体の機能の回復」「情報処理能力の回復」という大切な役割を担ってます。

年とともに変化する睡眠リズム

★赤ちゃんはレム睡眠が多い

人間の眠りは、一生のうちでゆるやかに変化します。

図4（19ページ）からわかるように、胎児期と新生児期にはレム睡眠が大半を占めます。この睡眠は、大脳の未発達な生物の眠りに似た古い型の眠りといわれています。

脳の発達していない原始的な動物の場合、小さくあまり使わない脳を休ませる必要が少ないので、ノンレム睡眠（脳の睡眠）が少ないのです。

人間は、進化によって脳の働く機会が増え、消費エネルギー量が増えました。そのため疲れた脳を休める必要が生じたのです。「大脳を休ませ、回復させる眠り」であるノンレム睡眠は、大脳の発達とともに獲得した新しい型の眠りといえます。

新生児ではレム睡眠が総睡眠時間の約50％を占めています。その後、成長とともにレム睡眠は次第に減少し、小児期では20％程度になり、成人とあまり変わらなくなります。さらに年を重ねるごとに減少していき、高齢者では15％程度になります。

レム睡眠には、昼間に受け取った視覚、聴覚、触覚、味覚、嗅覚、感情の動きなどのさまざまな情報を、整理・記憶・消去する働きがあります。未知の世界にデビューしたばかりで、見るもの聞くものが新鮮で、覚えることが多い新生児ほどレム睡眠が多くなるのは、当然のことかもしれません。

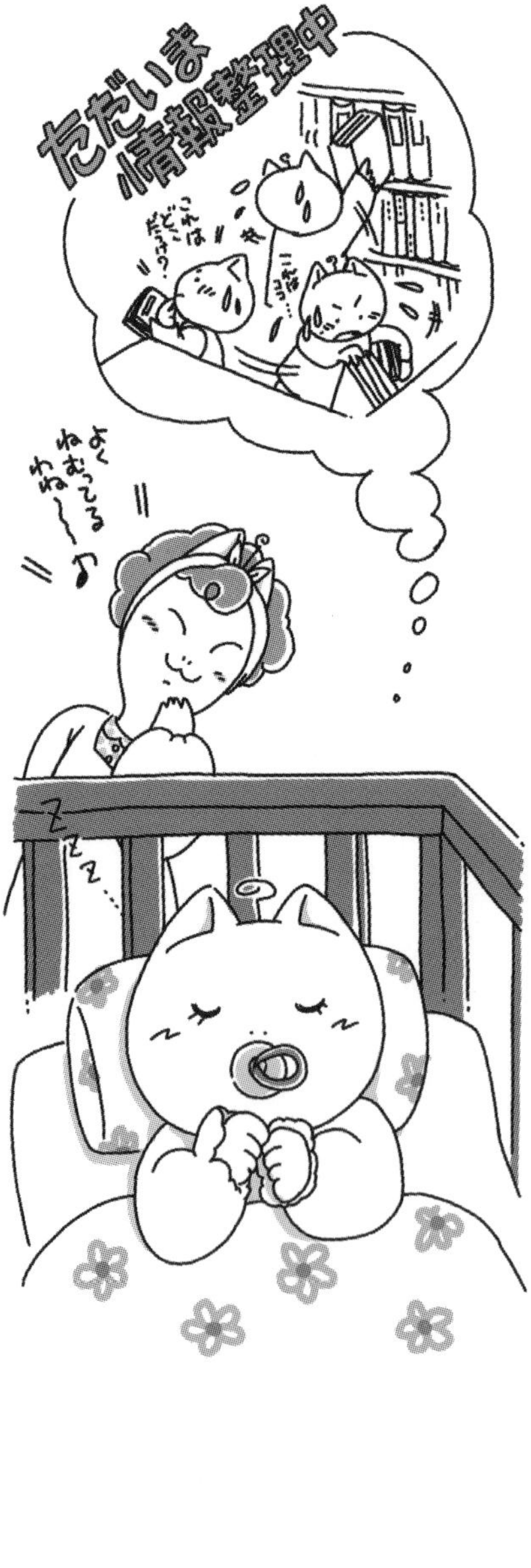

★睡眠時間の年齢変化

生まれたばかりの新生児の睡眠パターンを見ると、規則正しいパターンは見られず、リズムもバラバラです（図7のAの部分）。しかし、時間がたつにつれて、リズムが整ってくるのがわかります（図7のB部分）。脳が未発達だと睡眠のリズムも完成していませんが、発達するにしたがって睡眠のリズムができてきて、昼間の睡眠が少なくなり、夜にまとまって眠るようになります。

生まれたばかりの赤ちゃんは寝たり起きたりで、お母さんたちは大変な思いをしますね。でも、赤ちゃんに話しかけたり、体に触ったり、外気に触れさせたりといった刺激を与え

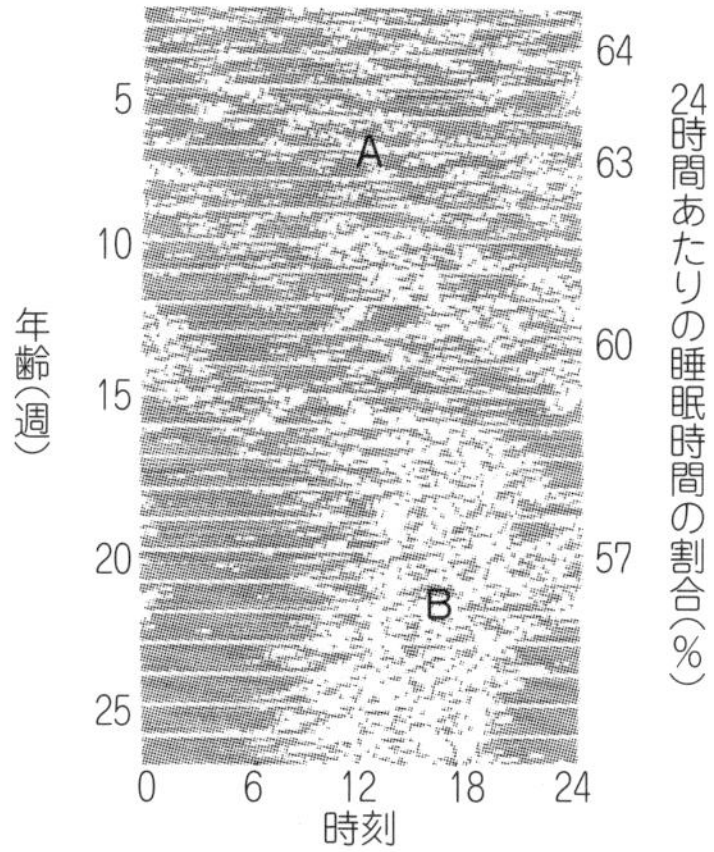

図7　新生児の睡眠・覚醒リズムの発生

眠っている時間を実線、覚醒している時間を白で表している。生まれてまもない頃（A部分）は睡眠と覚醒がはっきりと分かれていないが、誕生週数が進むにつれて（B部分）、睡眠と覚醒の時間が分かれてくる。

て脳の発達をうながし、睡眠のリズムを整えるように手助けをすれば、昼はご機嫌で起きていて、夜はぐっすり眠るという良いパターンに次第になっていきます。

生理的に見た1日の総睡眠時間は、新生児で16～17時間、4ヵ月児で14～16時間、1歳児で12～13時間、小児期で10～12時間、青少年期で8・5～10・5時間と次第に短くなっています。

成人となる青年期から中年期にかけて、睡眠時間は7～8時間とほぼ安定します。その後は高齢になるとともに短くなる傾向があります（図8）。

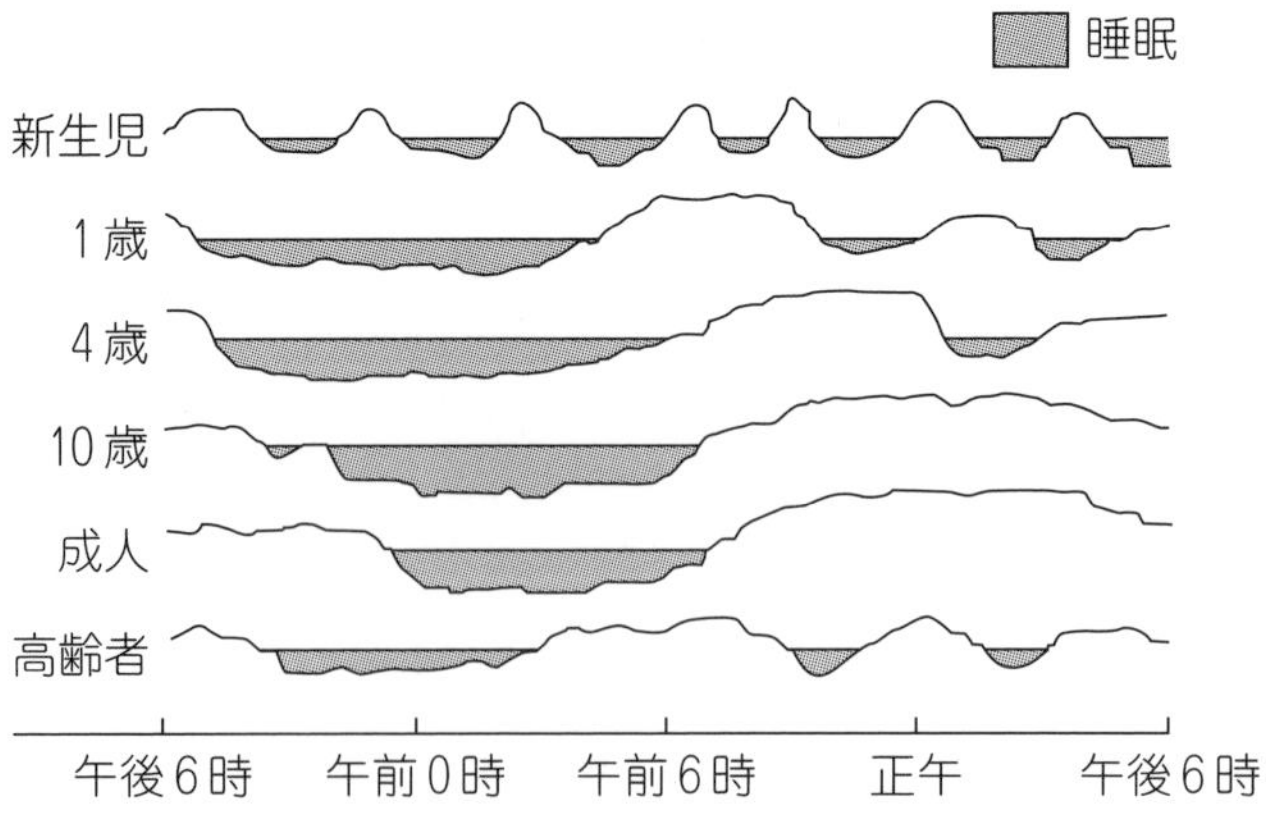

図8　年齢による睡眠・覚醒リズムの変化

★高齢者はなぜ眠れない？

お年寄りが「よく眠れない」とこぼしているのを聞いたことがありませんか？

高齢者になると睡眠時間は短くなります。その理由は、睡眠の質の変化が原因のひとつとして考えられます。

1日の睡眠パターンを見ると（図9）、子どもは深く質の良い睡眠となっていますが、高齢者は睡眠が浅くなり、中断して細切れ状態になっているのがわかります。

そのほかの原因として、基礎代謝量の減少があります。エネルギー消費が大きい動物ほどよく眠るという研究結果があります。重い体で飛び回るコウモリや、四六時中動

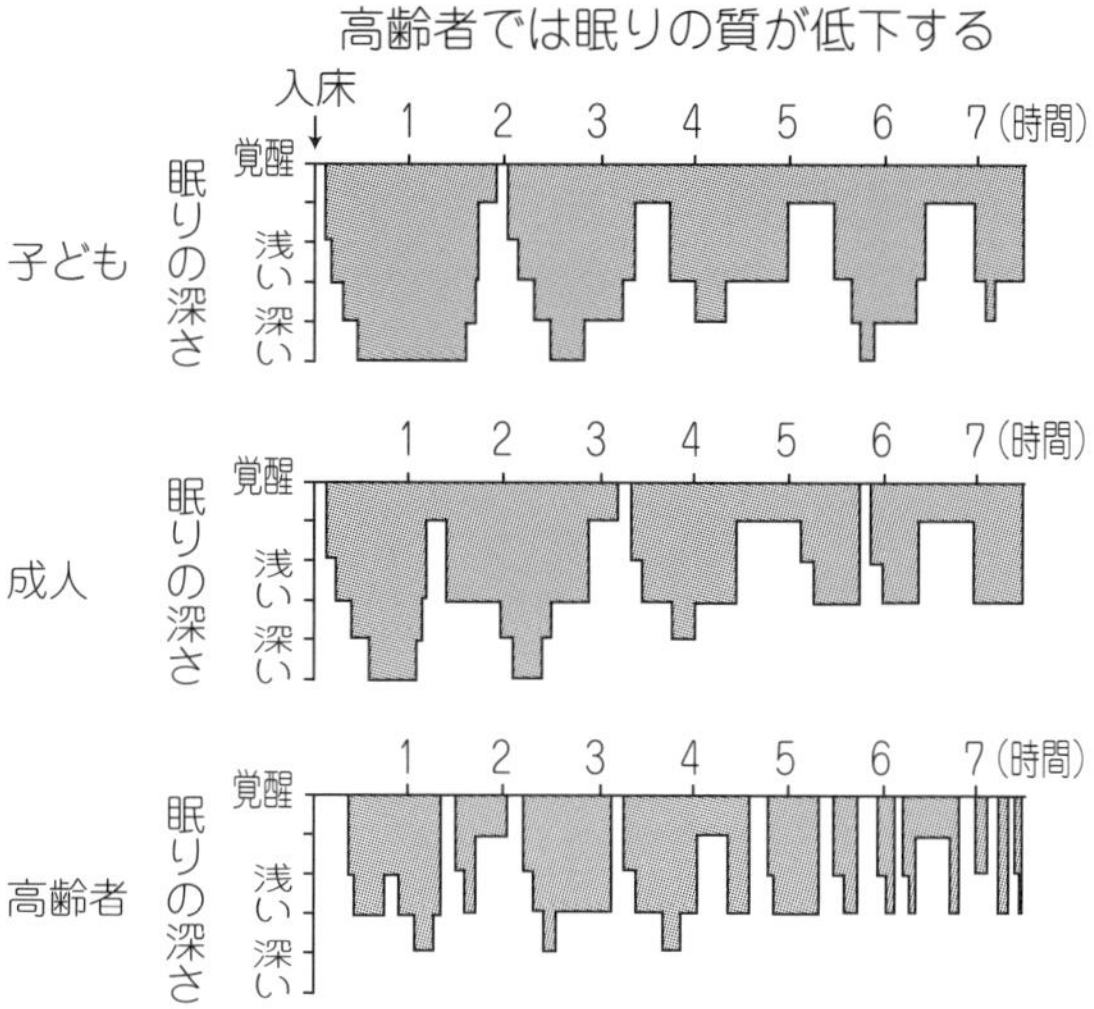

図9　高齢者は眠りの質が低下する

き回るネズミなどは他の動物と比べても長い睡眠時間が必要です（図10）。人間は加齢とともに徐々に基礎代謝量が落ちて、睡眠時間も若い時よりも必要でなくなるという考え方もできるのです（図11）。

もし眠れないことで悩んでいるお年寄りが身近にいたら、睡眠時間の長さにこだわるよりも睡眠の質が大切で、しっかり活動するとよく眠れますよと教えてあげてください。

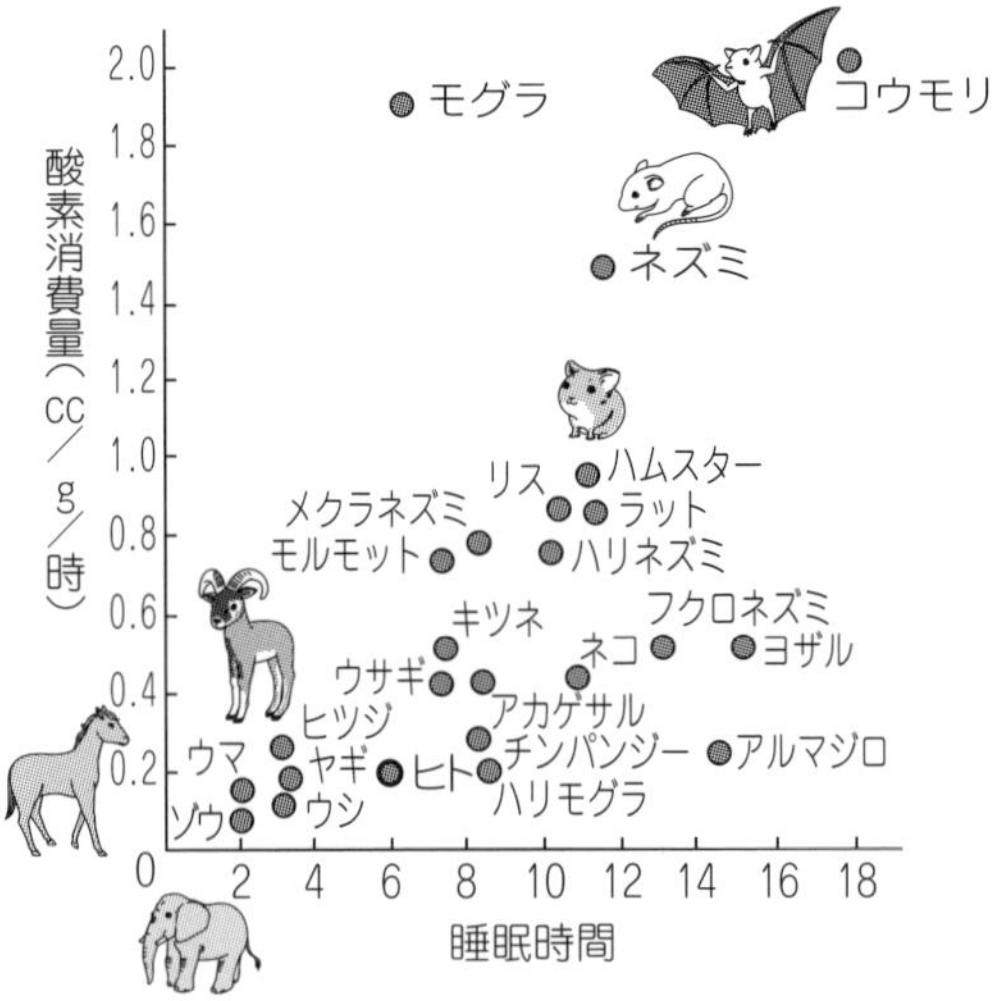

図10　よく動く動物ほどよく眠る

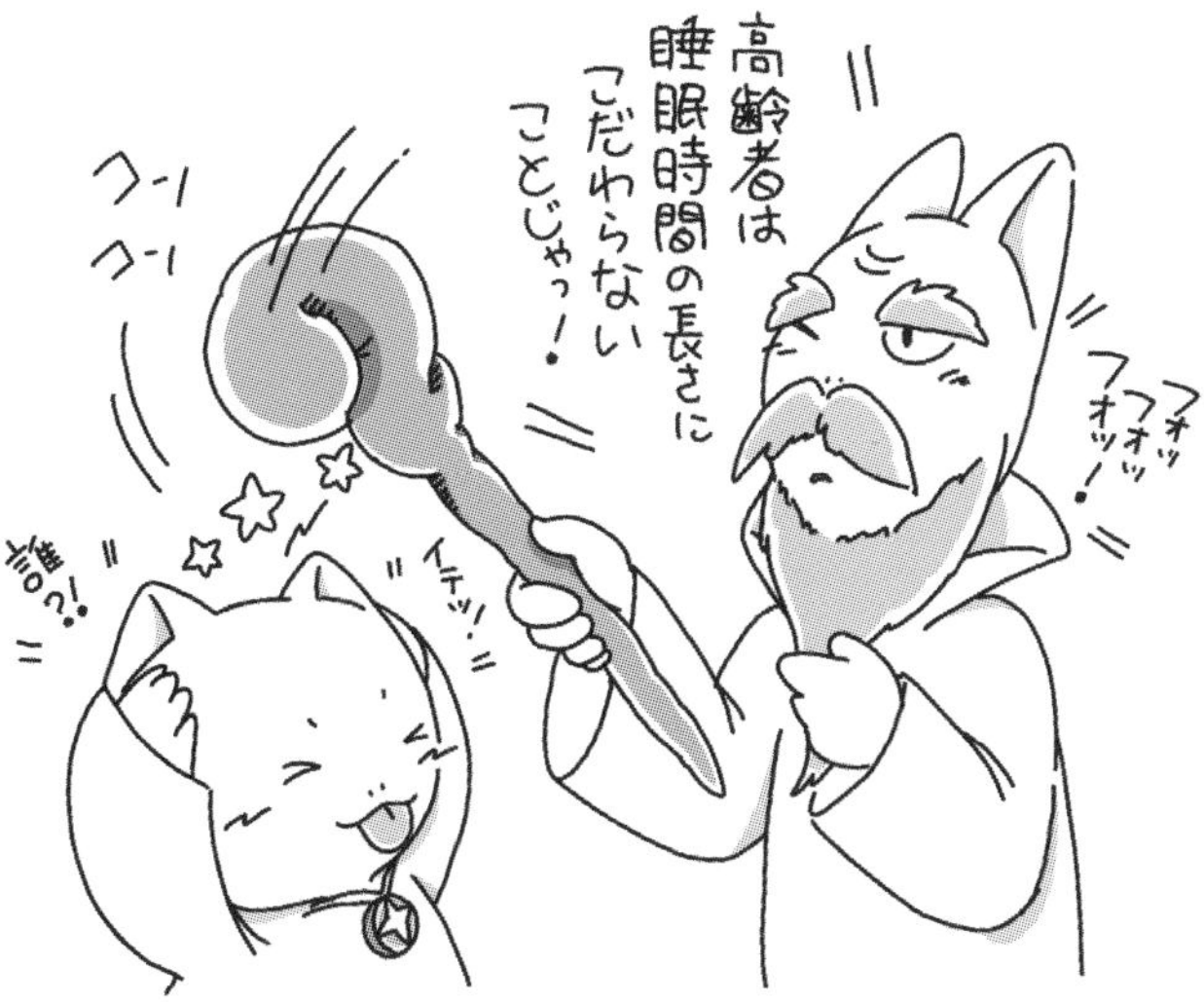

高齢者は睡眠時間の長さにこだわらないことじゃっ!
フォッフォッフォッ!
コーン
コーン
イテッ!
誰っ?!

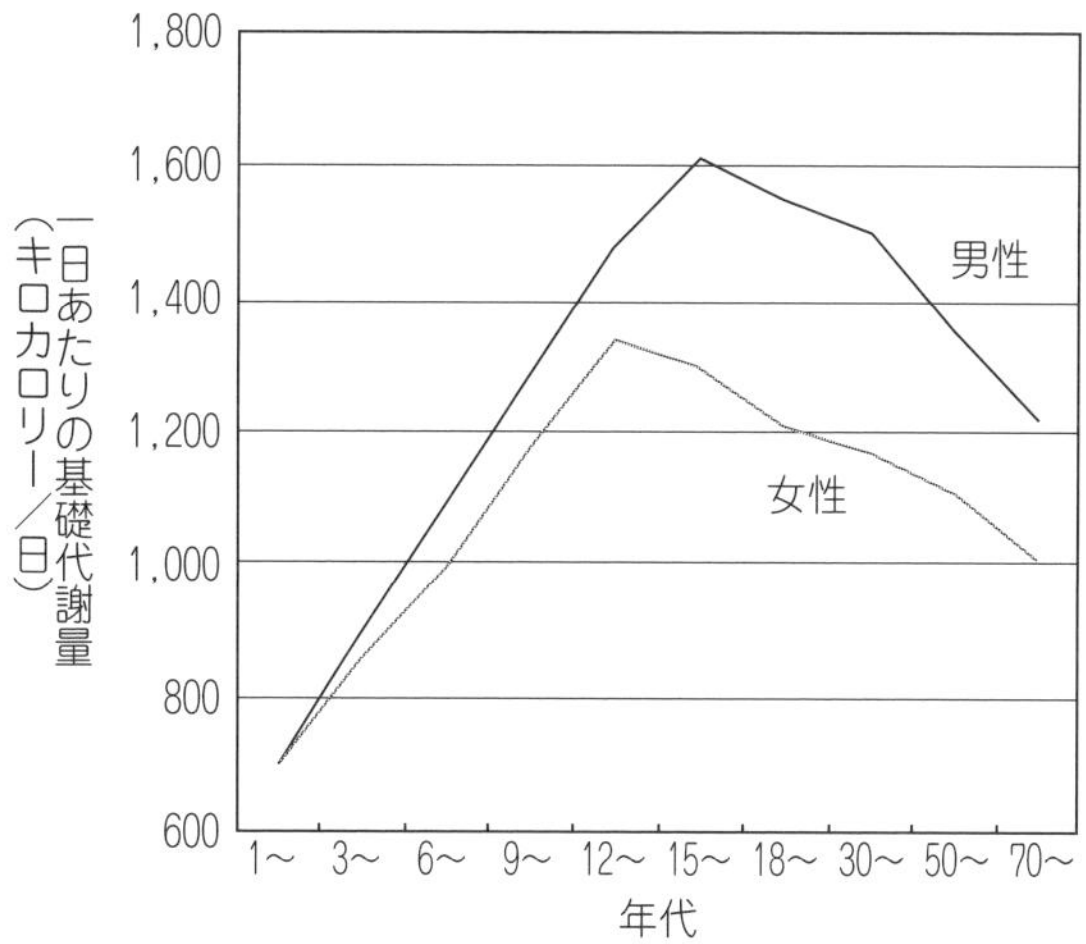

図11　年齢とともにエネルギー節約型に

★理想的な睡眠時間とは

1日何時間眠るのが最適ですかという質問をよく受けますが、理想的な睡眠時間は人それぞれで、かなりの個人差があります。

極端な例をあげれば、アインシュタインに代表される長時間睡眠者や、エジソンやナポレオンに代表される短時間睡眠者がいます。長時間睡眠者は9時間以上の睡眠、短時間睡眠者は6時間未満の睡眠の人たちのことです。同じ時間眠っていても、その人の体質や睡眠の型によって熟睡感が違います。「毎日7時間は眠っているのに昼間も眠い」という人はひょっとすると長時間睡眠者かもしれません。目安としては、朝

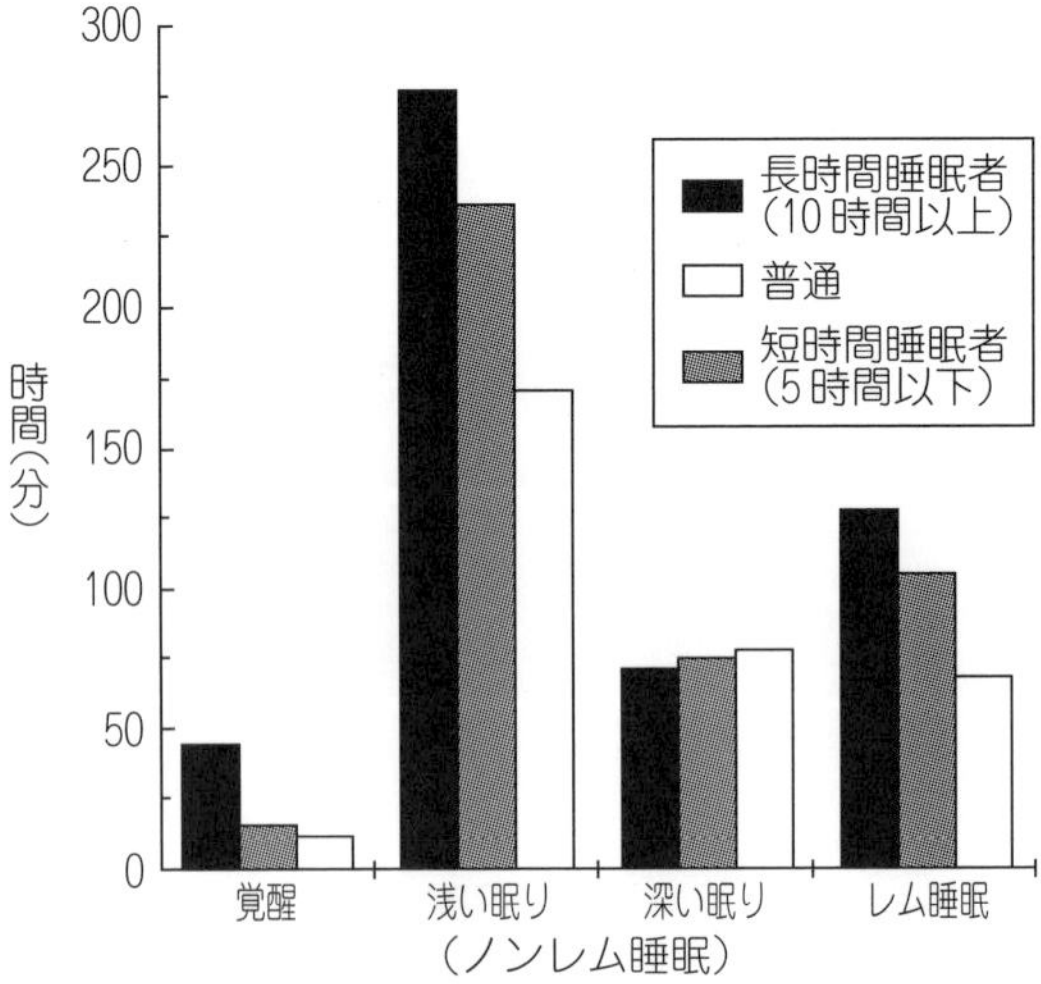

図12　ショートスリーパーもロングスリーパーも深い眠りの時間は同じ

の目覚めが良く、昼間眠くならないなら、あなたの睡眠時間は足りていると考えてよいでしょう。

また、意外に意識されていませんが、一般的に太陽の出ている時間が長いほど睡眠時間は短く、太陽が出ている時間が短いほど睡眠時間は長くなります。季節によって睡眠時間は変動します。

《まとめ―睡眠のしくみ》

●睡眠とは「脳の休息」「体の機能の回復」「情報処理能力の回復」

●眠くなる理由には「夜になると眠くなる」「疲れたから眠る」の２つがある

●眠りには「レム睡眠」と「ノンレム睡眠」があり、一晩にこの２つの睡眠が交互にあらわれる

●「レム睡眠」は脳の情報を処理して記憶を固定させる

●「ノンレム睡眠」は脳の休息。体の成長・修復・免疫を高める作用がある

●脳が発達段階の赤ちゃんはレム睡眠が多い

●子どもの眠りほど深く質が高い。年齢とともに睡眠時間が短くなり、質も低下する

●朝の目覚めが良く、昼間に眠くならないなら睡眠は足りている

3章

光を味方にして よい目覚め

目覚めのメカニズム

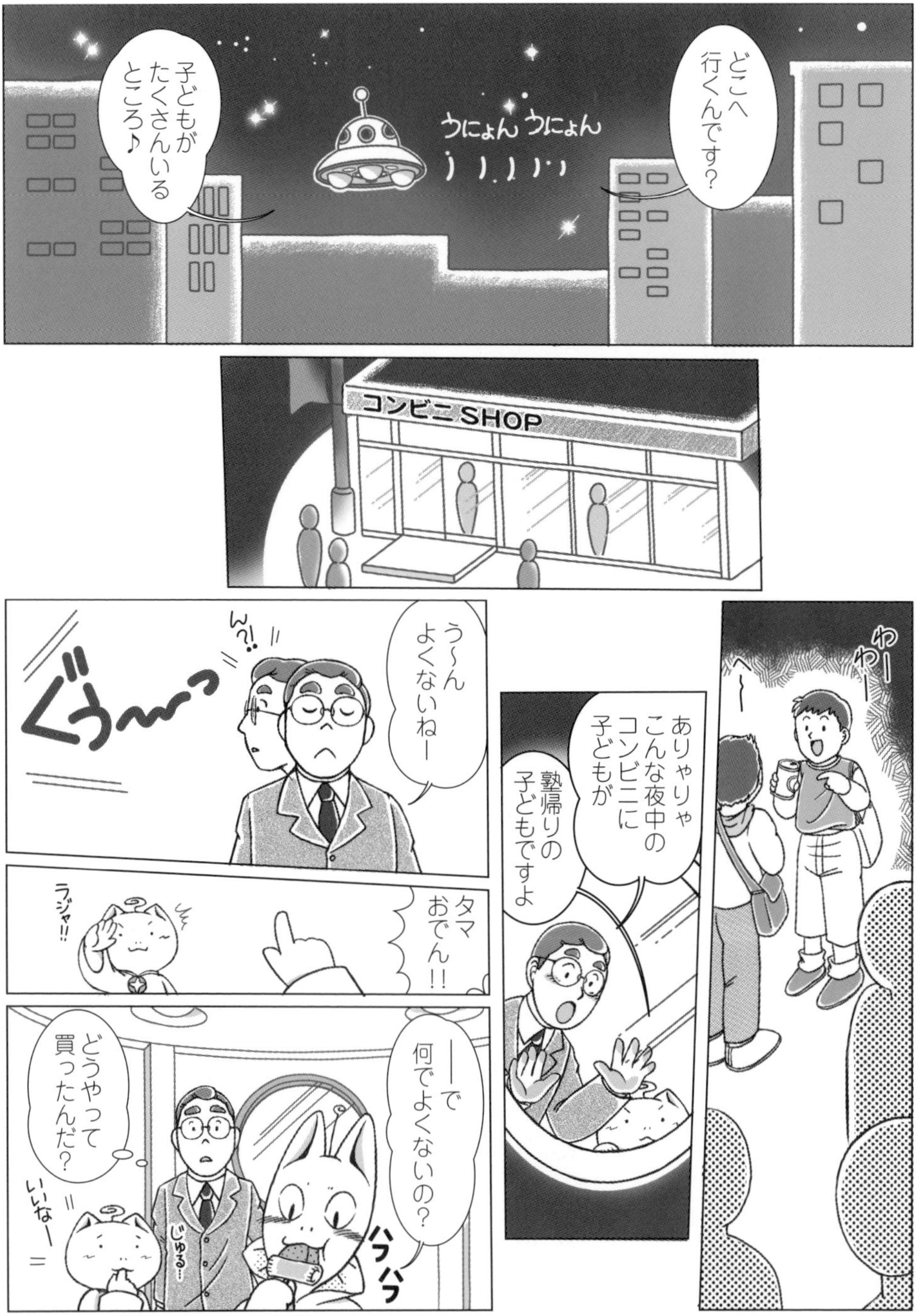
どこへ行くんです？
子どもがたくさんいるところ♪
うにょんうにょん
コンビニSHOP
わーやー
ありゃりゃこんな夜中のコンビニに子どもが
塾帰りの子どもですよ
う～んよくないねー
ん?!
ぐう～っ
タマおでん!!
ラジャ!!
――で何でよくないの？
ハフハフ
どうやって買ったんだ？
じゅる…
いいなー

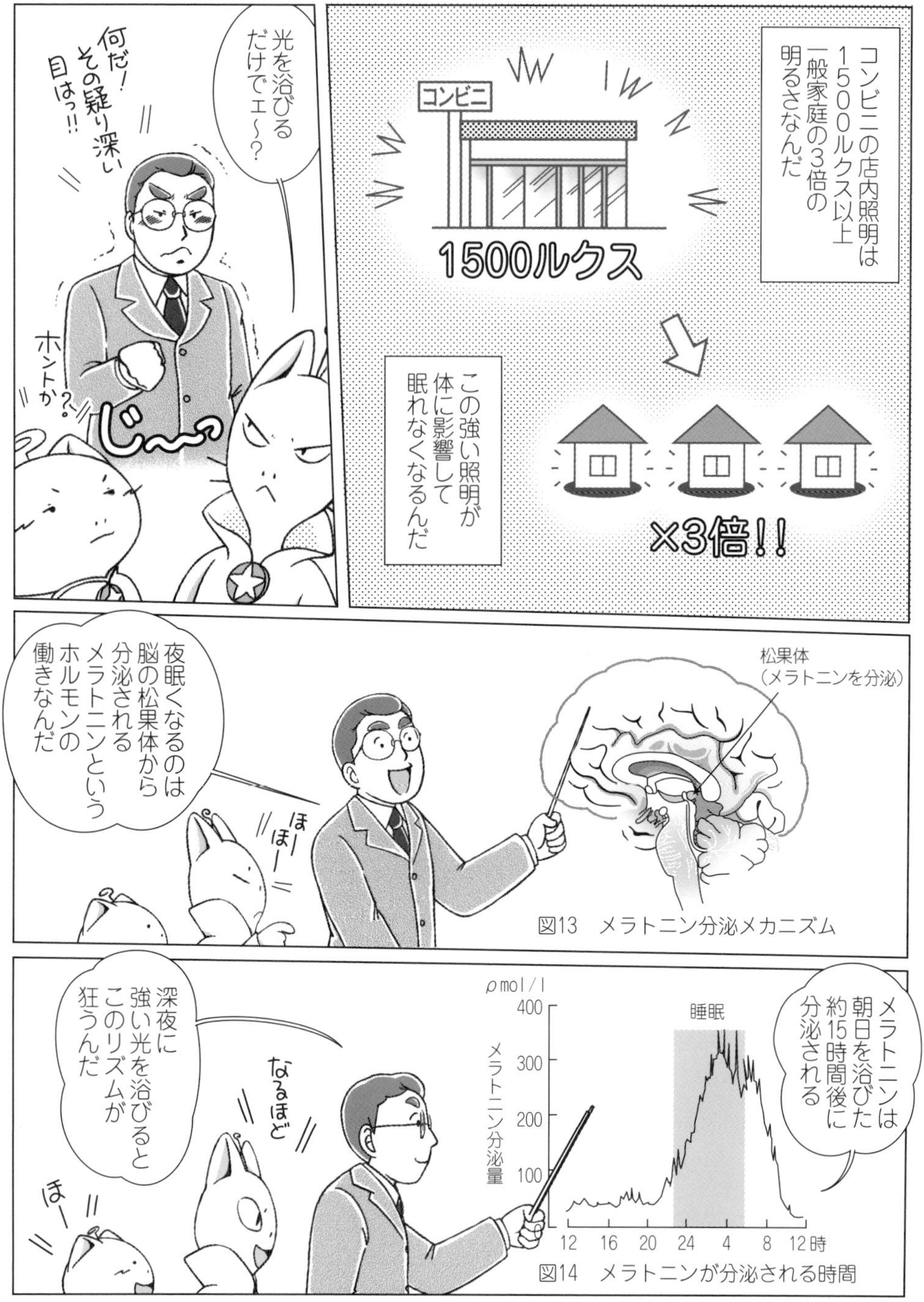

図13　メラトニン分泌メカニズム

図14　メラトニンが分泌される時間

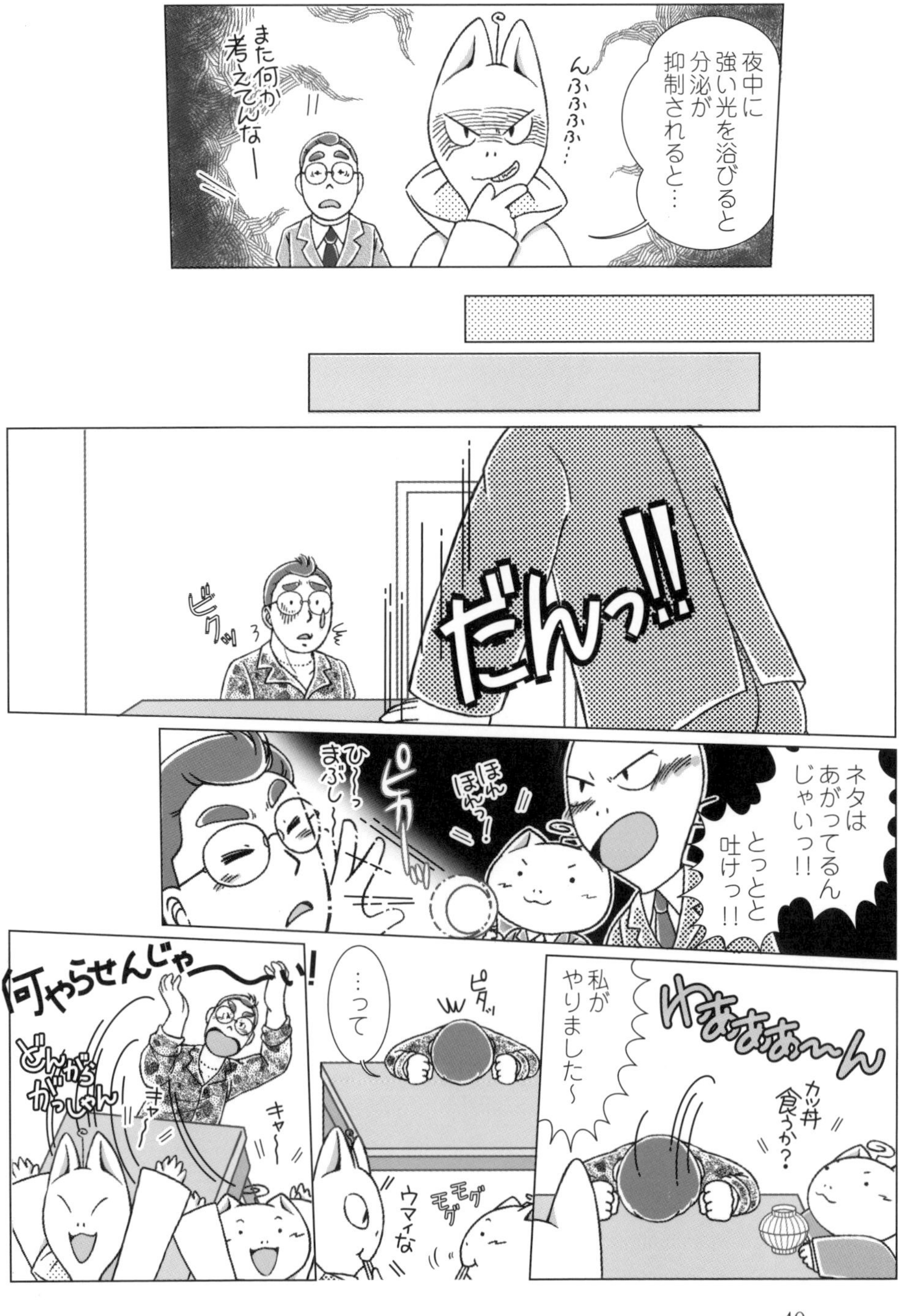
夜中に強い光を浴びると分泌が抑制されると…
んふふふふ…
また何か考えてんな——
だんっ!!
ビクッ
ネタはあがってるんじゃいっ!! とっとと吐けっ!!
ほんほんっ!
ピカー
ひ〜っまぶし〜
わぁぁぁぁ〜〜ん
私がやりました〜
カツ丼食うか?
…って
ピタッ
モグモグ
ウマイな
何やらせんじゃ〜〜い!
どんがらがっしゃん
キャ〜
キャ〜

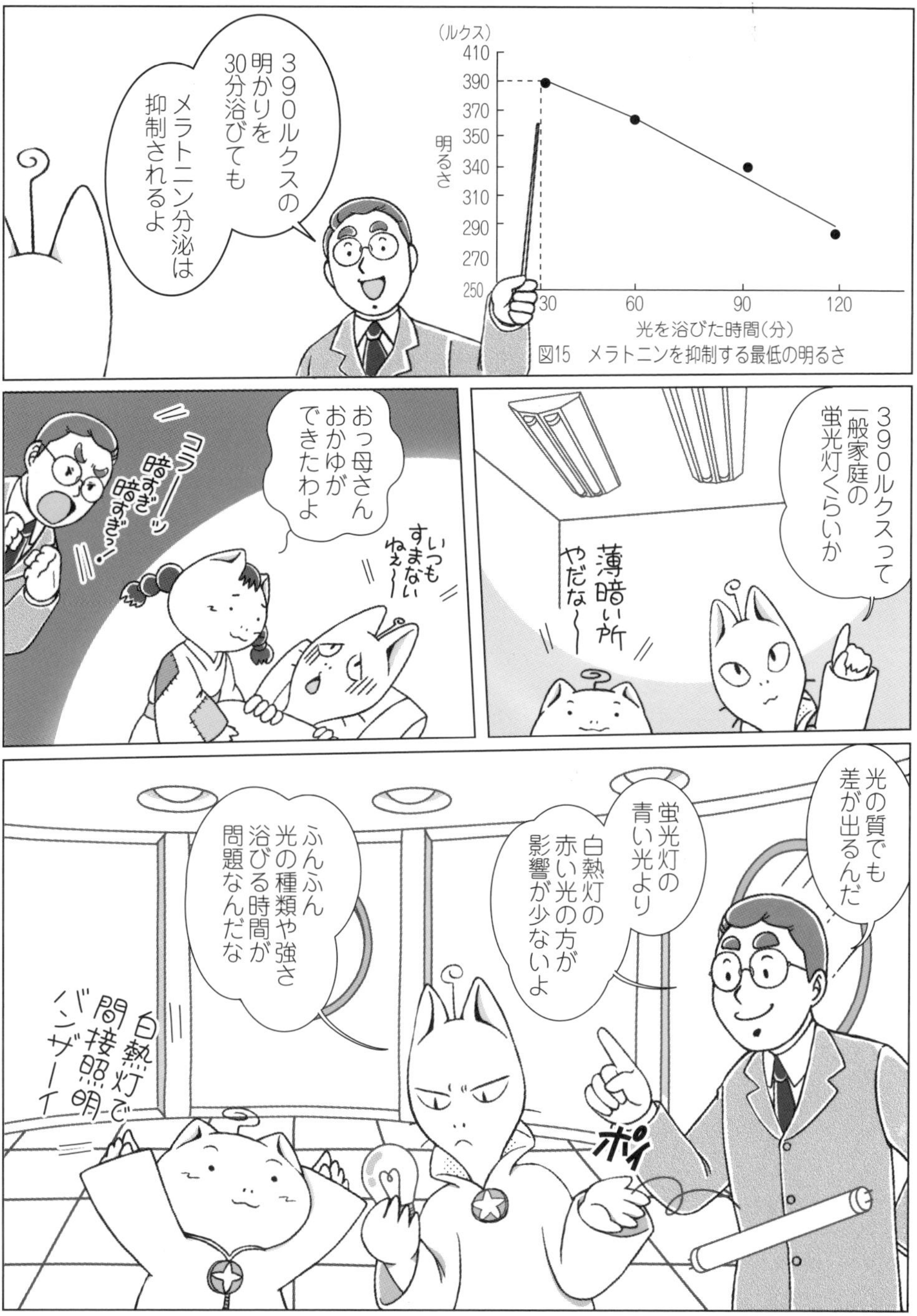

390ルクスの明かりを30分浴びてもメラトニン分泌は抑制されるよ
(ルクス)
410
390
370
350
340
310
290
270
250
明るさ
30
60
90
120
光を浴びた時間(分)
図15　メラトニンを抑制する最低の明るさ
390ルクスって一般家庭の蛍光灯くらいか
薄暗い所やだな〜
おっ母さんおかゆができたわよ
いつもすまないねぇ〜
コラ〜ッ暗すぎ暗すぎっ!
光の質でも差が出るんだ
蛍光灯の青い光より白熱灯の赤い光の方が影響が少ないよ
ふんふん光の種類や強さ浴びる時間が問題なんだな
白熱灯で間接照明バンザーイ
ポイ

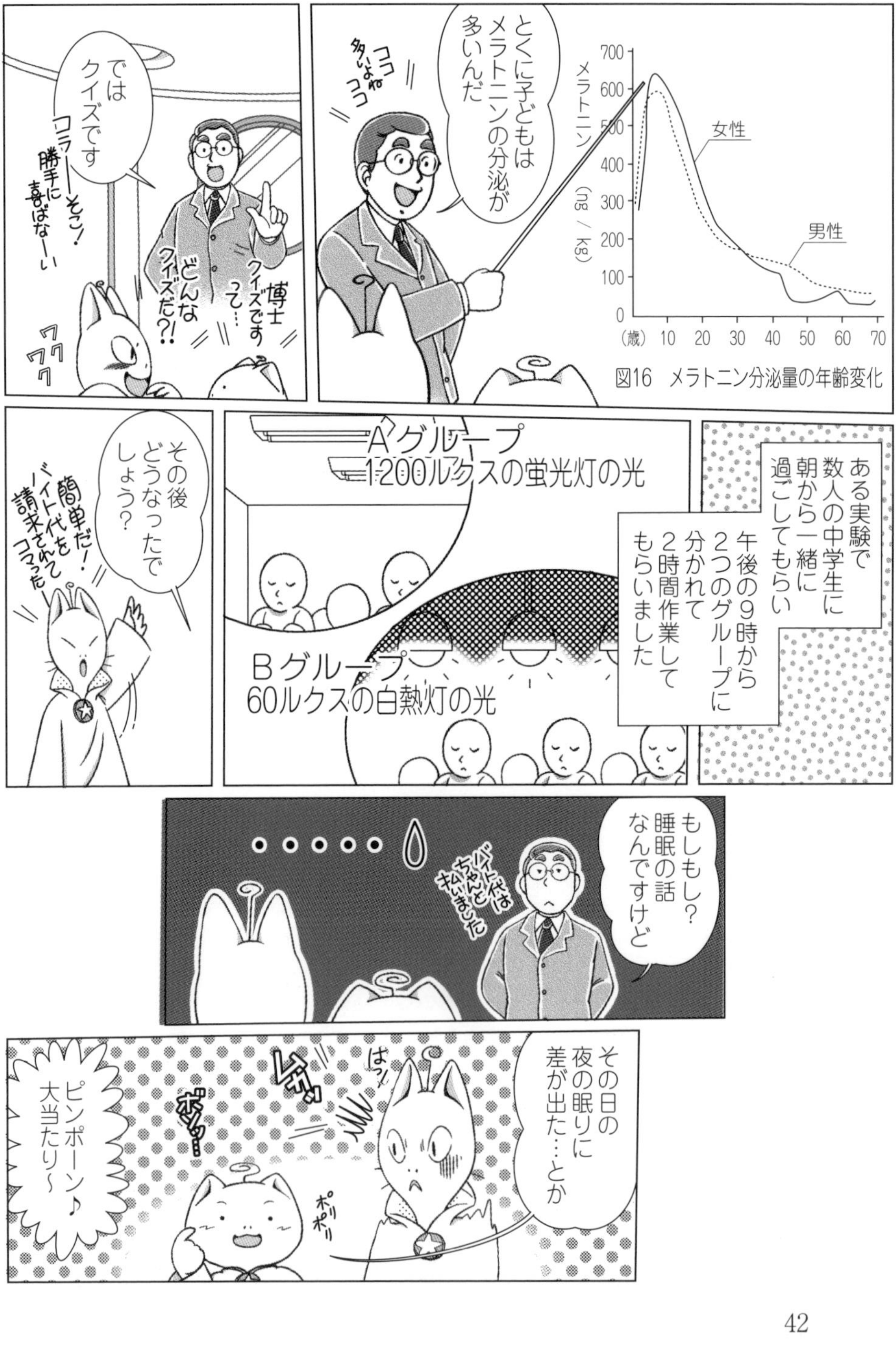
とくに子どもは
メラトニンの分泌が
多いんだ
ココ
多いよね
ココ
メラトニン（ng／kg）
700
600
500
400
300
200
100
0
（歳）10 20 30 40 50 60 70
女性
男性
図16　メラトニン分泌量の年齢変化
では
クイズです
コラ〜そこ！
勝手に
喜ばなーい
博士
クイズです
って…
どんな
クイズだ?!
ワクワク
ある実験で
数人の中学生に
朝から一緒に
過ごしてもらい
午後の9時から
2つのグループに
分かれて
2時間作業して
もらいました
Aグループ
1200ルクスの蛍光灯の光
Bグループ
60ルクスの白熱灯の光
その後
どうなったで
しょう？
簡単だ！
バイト代を
請求されて
コマった〜
もしもし？
睡眠の話
なんですけど
バイト代は
ちゃんと
払いました
・・・・・
その日の
夜の眠りに
差が出た…とか
はっ！
ムカッ
ボカッ
ポリ
ポリ
ピンポーン♪
大当たり〜

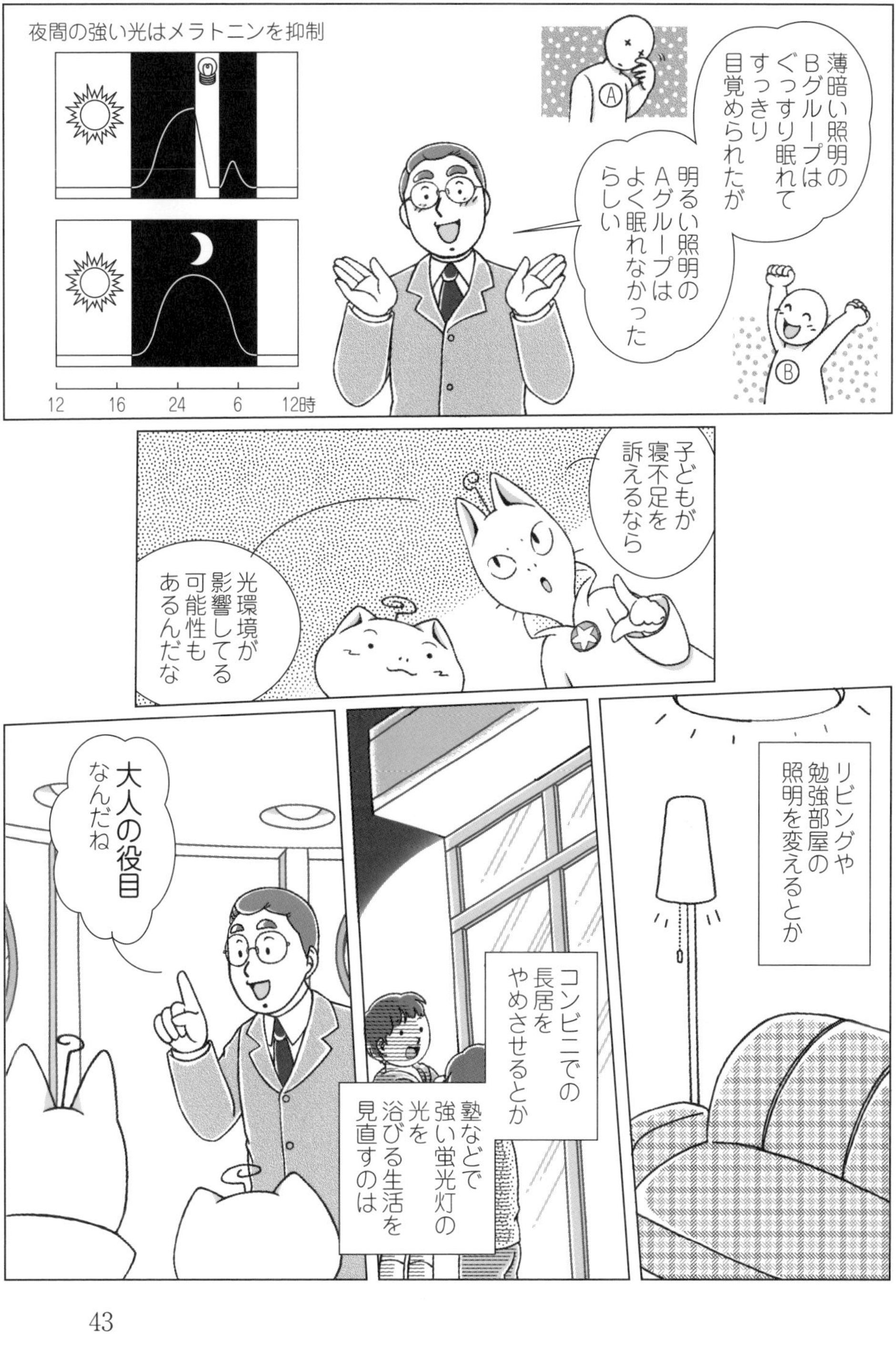
薄暗い照明のBグループはぐっすり眠れてすっきり目覚められたが
明るい照明のAグループはよく眠れなかったらしい
夜間の強い光はメラトニンを抑制
12 16 24 6 12時
Ⓐ
Ⓑ
子どもが寝不足を訴えるなら
光環境が影響してる可能性もあるんだな
リビングや勉強部屋の照明を変えるとか
コンビニでの長居をやめさせるとか
塾などで強い蛍光灯の光を浴びる生活を見直すのは
大人の役目なんだね

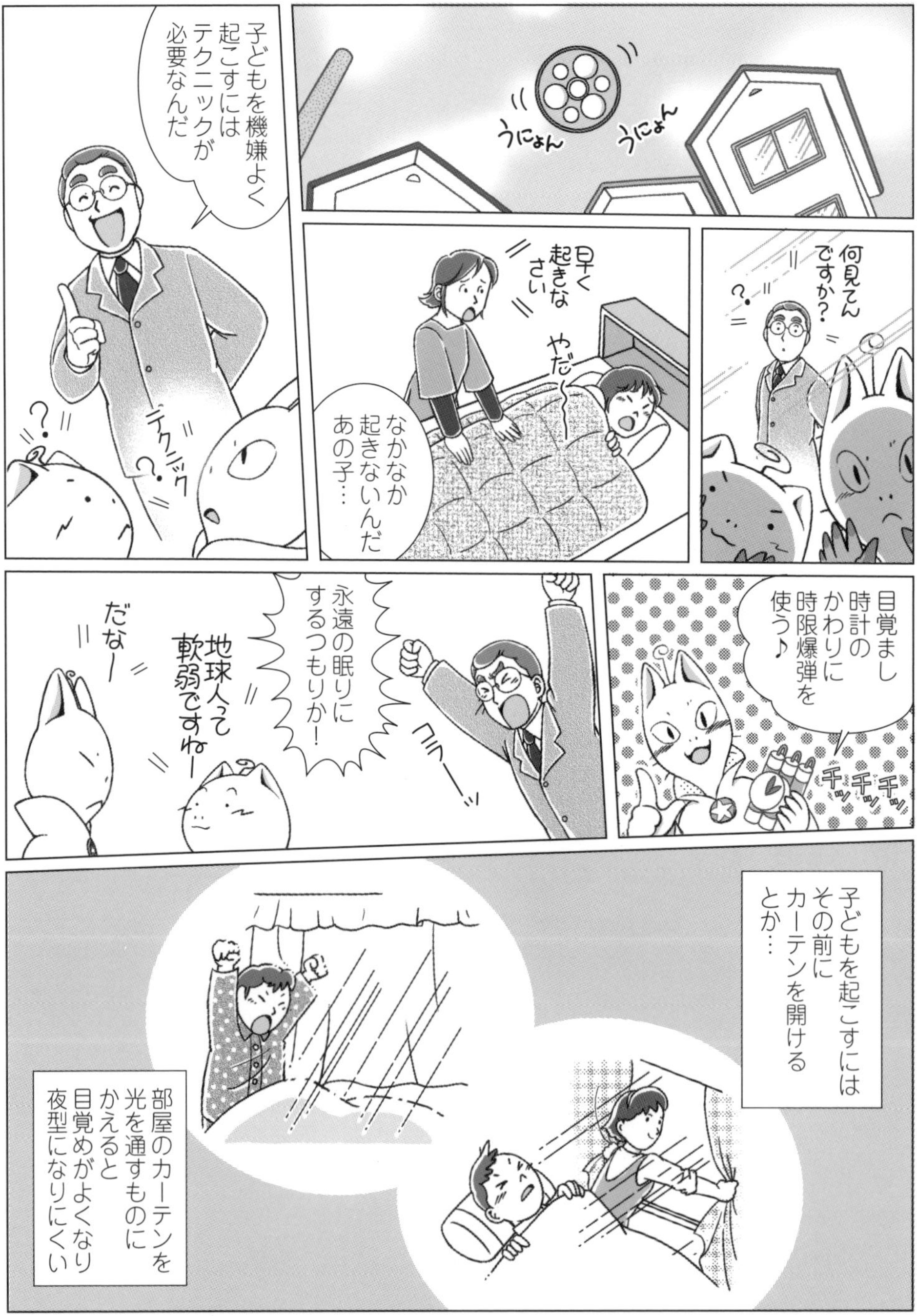
うにょん
うにょん
何見てんですか？
早く起きなさい
やだ〜
なかなか起きないんだあの子…
子どもを機嫌よく起こすにはテクニックが必要なんだ
テクニック
目覚まし時計のかわりに時限爆弾を使う♪
チッ チッ チッ
永遠の眠りにするつもりか！
コラ〜ッ
地球人って軟弱ですね〜
だな〜
子どもを起こすにはその前にカーテンを開けるとか…
部屋のカーテンを光を通すものにかえると目覚めがよくなり夜型になりにくい

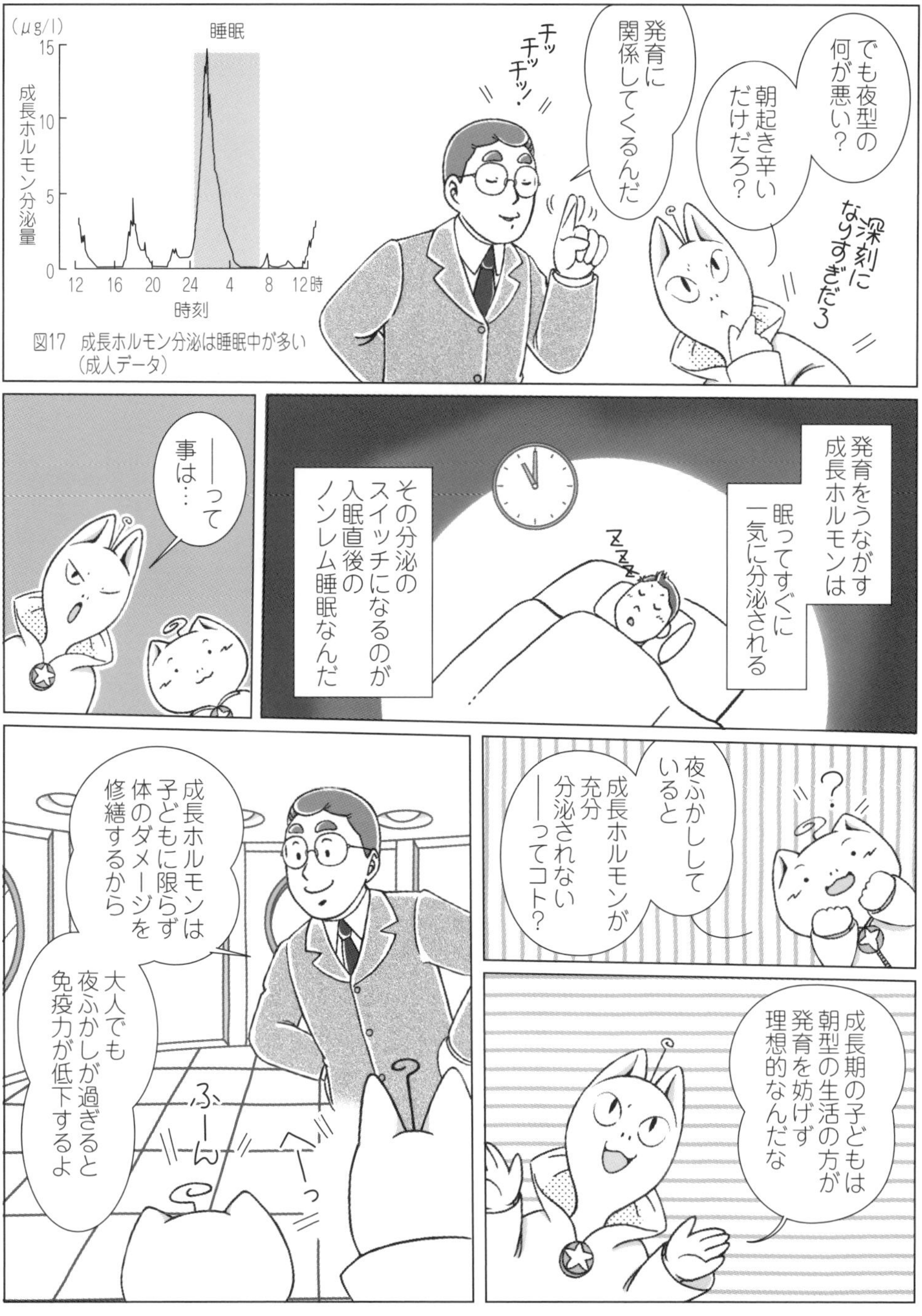
でも夜型の何が悪い？
朝起き辛いだけだろ？
深刻になりすぎだろ
発育に関係してくるんだ
チッ チッ チッ！
(μg/l)
睡眠
15
10
5
0
成長ホルモン分泌量
12 16 20 24 4 8 12時
時刻
図17 成長ホルモン分泌は睡眠中が多い（成人データ）
発育をうながす成長ホルモンは
眠ってすぐに一気に分泌される
ZZZ
その分泌のスイッチになるのが入眠直後のノンレム睡眠なんだ
――って事は…
夜ふかししていると
成長ホルモンが充分分泌されない――ってコト？
？
成長期の子どもは朝型の生活の方が発育を妨げず理想的なんだな
成長ホルモンは子どもに限らず体のダメージを修繕するから
大人でも夜ふかしが過ぎると免疫力が低下するよ
ふ～ん
へ～っ

眠りにおよぼす光の影響とは

★光と体内時計の関係

夜になると眠くなるという体内時計は、朝昼夜の光の変化や食事、運動などによって影響を受けます。

特に光との関係は大切で、朝の光を目にしてから14～16時間前後で眠くなるようにできています。この朝日がヒトの体内時計を毎日リセットする大事な役割を果たします。ヒトの体内時計は、個人差がありますが、約25時間周期といわれています。そのため、光がまったく入らず、時間のわからない部屋で生活すると、生体時計がリセットされないため、寝つきの時間が遅れていき、起床の時間も1日におおよそ1時間ずつ遅れていくのが実験で確かめられています。

★睡眠ホルモン・メラトニン

メラトニンとは、脳の奥深くにある「松果体」という器官から分泌されるホルモンの一種。体内のメラトニンの量が増えると眠くなるため、睡眠促進ホルモンとも呼ばれています。目→視神経→視交叉上核→上頚部交感神経節といった経路をたどって、最終的に松果体に達する神経ネットワークがあります。

光を感じている昼間の時間帯はその分泌は抑制されます。光が弱くなる夕方頃からメラトニンは増え始め、午前2〜3時頃にピークに達します。そして、朝に向かって分泌量は減少していきます。

メラトニンの分泌量は、年齢によっても変化します（図16・42ページ）。生後約3ヵ月まではごく少量のメラトニンしか作っていませんが、成長とともに増加して脳の松果体が発達する6〜7歳頃には、分泌量が最大になり、思春期を迎える16歳頃から今度は減少していきます。

メラトニンには睡眠をうながすだけでなく、解毒作用や老化の原因といわれる活性酸素を中和する働きがあることもわかってきています。

メラトニンは多様で大切な役割をもっていますが、光によって分泌が影響されるため、夕方から夜にかけて明るい環境にいると、その分泌が抑制され、よく眠れなくなることがあります。

これが、夜が明るくなった現代の不眠増加の大きな原因とも考えられます。

コンビニや塾で無意識に受けている強い光は、子どもたちの睡眠に大きな影響を与えていると考えられます。また、メラトニンには、思春期まで性腺の刺激を抑制する働きもあります。

最近の子どもが初潮を早く迎える原因には、夜の光の影響があるともいわれています。

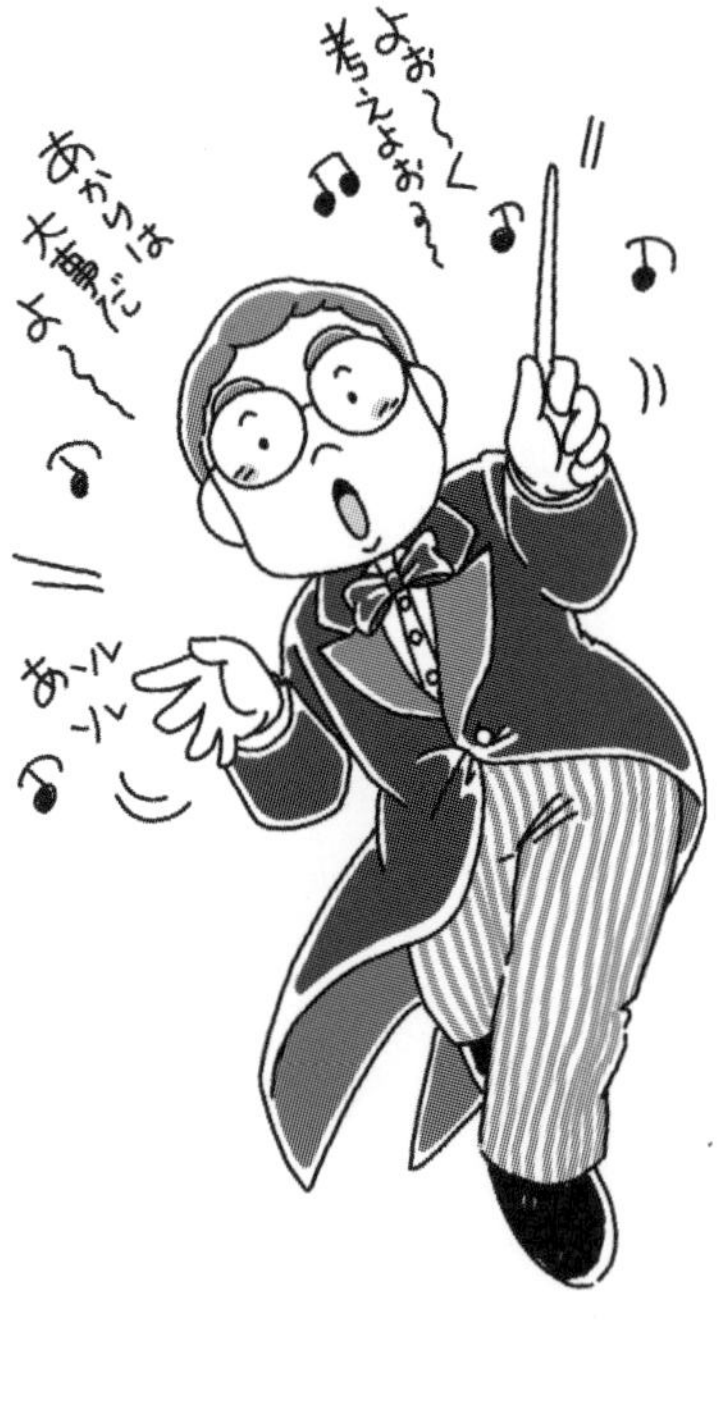
よお〜く考えよおう〜
あかりは大事だよ〜
あ〜ルンルン

ぐっすり・すっきりのコツ

★朝日の光をたっぷり浴びる

人間は目覚めた時に朝日などの明るい光が目に入ると、脳がそれを認識して体内時計を進め、遅れをリセットします。人によって多少異なりますが、だいたい14時間から16時間後に眠たくなるようにセットされるのです。

室内の光の明るさ（照度）は、屋外に比べてかなり落ちます。明るいほど覚醒の度合いが高くなるので、朝起きたら窓から外を見たり、庭に出たりして朝の光を浴びると体内時計がリセットされ、寝つきがよくなり、翌日の目覚めもよくなります。夜の寝つく時間を決めているのは朝の明るい光なのです。

ここであるお母さんの体験談をひとつ。

そのお母さんは、毎晩子どもの寝る時間が遅く、朝はなかなか起きないことに大変困っていたそうです。ある日、起床時間の30分前に子ども部屋のカーテンを開けて朝日を室内にたっぷり取り入れたところ、いつもよりも子どもがスムーズに起きることができたのです。それから毎日、それを繰り返しました。すると子どもは徐々に朝起きる時間が一定になってきて、夜も早く眠るようになったそうです。

なぜそうなったのかは、もうおわかりですね。朝の光で子どもの睡眠リズムが整ってきたからです。遮光カーテンをやめたり、レースのカーテンにするだけでも、朝の目覚めはかなり改善します。

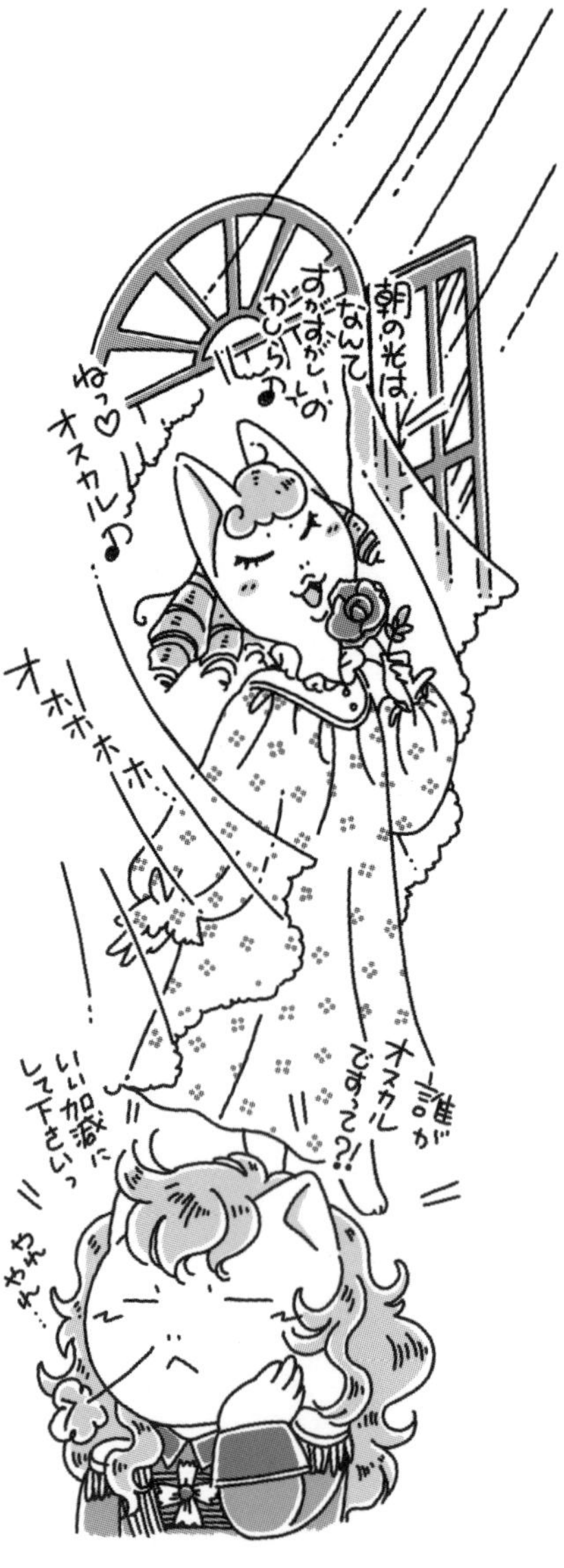

朝の光は なんて すがすがしいのかしら♪
ねっ♡ オスカル♪
オホホホホホ…
誰がオスカルですって?!
いい加減にして下さいっ
やれやれ…

★夜間の強い照明に気をつけよう

昔と今の一番の違いは光の環境です。繁華街やコンビニ、オフィスビルなど、夜になっても煌々《こうこう》と明るい環境が植物や生物の生体時計を狂わせています。京都のあるお寺では、夜間も紅葉を楽しんでもらえるようにライトアップをした結果、木々がリズムを狂わせ、紅葉が鮮やかさを失ってしまったといいます。

人間も例外ではありません。昔は朝日とともに起きて、戸外で作業をし、夜に日が落ちると家に戻り、眠る。そういう生活を人間は長い間続けてきました。ところが現代は、夜遅くまで明るい光が溢れています。社会的な生活時間が遅くまでズレていることも合わせて、大人も子どもも明るい夜の影響を受けています。

しかし、このような生活はわずか半世紀ほど前からのこと。人間の体は依然太古のリズムを刻んでいるのです。睡眠に大切なメラトニンは明るい所にいると分泌が抑制されます。メラトニンが減少すれば眠くなる時間が遅くなっていきます。特に一番影響の強い夜8時から10時の間に強い光を浴びると、強く影響が出てきます。

★蛍光灯より白熱灯で良い眠り

自宅の照明を思い出してください。

日本の家庭の約80％が室内照明に白色蛍光灯を使っているという調査があります。長い時間を過ごす家庭の照明の影響は少なくありません。海外のリビングや寝室の照明の多くは白熱灯を使った間接照明です。日本人が海外に行くと『ちょっと暗いなぁ』と感じるくらいです。就寝の数時間前は、少なくともこうした波長の長い照度の低い光に囲まれた環境にいるほうが眠りにつきやすくなります。

光はその波長によって目に見える色が異なります。太陽の光には、短い光（青）や長い光（赤）が含まれています。実は、蛍光灯には短い波長の青い光が多く含まれ、これはメラトニンの分泌を抑制してしまうのです。白熱灯には、赤の長い波長が多く含まれ、青い成分は少ないのでメラトニンの分泌が妨げられません。リビングや寝室の明かりは、蛍光灯をやめて、白熱灯に替えてみましょう。メラトニンの分泌が妨げられず、眠りに入りやすくなります。

★睡眠リズムを乱す日常的な風景

最近はちょっとした駅の近くには、コンビニや大手の学習塾があります。学習塾の煌々《こうこう》とした光がビルの窓から外を照らしている光景も、夜10時を過ぎた明るいコンビニで雑誌を立ち読みしたり、友達としゃべりながら、夜食を食べている子どもたちの姿も見慣れたものとなりました。これらの照明は家庭照明の約3倍もの明るさで、メラトニンを抑制してしまいます。塾からの帰宅時刻が遅くなるほど夜型になるという調査もあります。

塾の時間が遅くなれば、床に就く時間も当然遅くなり、睡眠のリズムがズレて睡眠の質が低下し、朝が辛くなります。

特に夜8時以後の明るい蛍光灯の光は、生体時計を遅らせるもとです。それ以降でも、なるべく午後9時までには帰宅できると影響を少なくすることができます。

大人のビジネスの世界では早朝の会議や交流会がありますが、子どもの塾も始業前の朝塾があればよいでしょうか。

成長ホルモンで寝る子は育つ

★ノンレム睡眠時に分泌

お母さんたちにとっては、子どもが元気に成長してくれることが一番の望みだと思いますが、健やかな成長に不可欠なのがホルモンの存在です。

先に成長ホルモンはノンレム睡眠時に集中して分泌されるといいましたが、睡眠が妨げられると分泌量は減ってしまいます。

成長ホルモンの分泌量をみると、入眠後すぐの深いノンレム睡眠中に山があることがわかります（図17・45ページ）。良いタイミングに良い睡眠を取っていないと、ホルモンの分泌や働きが悪くなるわけです。

昔から「寝る子は育つ」といわれていますが、こうした事実の裏づけがあるのです。

★眠りに関わる多様なホルモン

図18のグラフを見ると分かるように、睡眠にはいろいろなホルモンが関わっています。

成長ホルモンは、体や脳を作り、体組織の新陳代謝や再生をおこなっています。寝入りばなの深い睡眠の時に分泌されます。深い睡眠でないと分泌がされにくくなります。

メラトニンは、睡眠を促すホルモンですが、抗酸化物質として体内の酸化を抑える働きもあります。若返りのホルモンとも言われています。睡眠中に体内を浄化する解毒作用もあり、ストレス緩和、免疫力アップ、コレステロールを下げる働きもあります。朝の光を浴びてから14〜16時間たつと増加して、眠りをうながし、朝になると減少していきます。

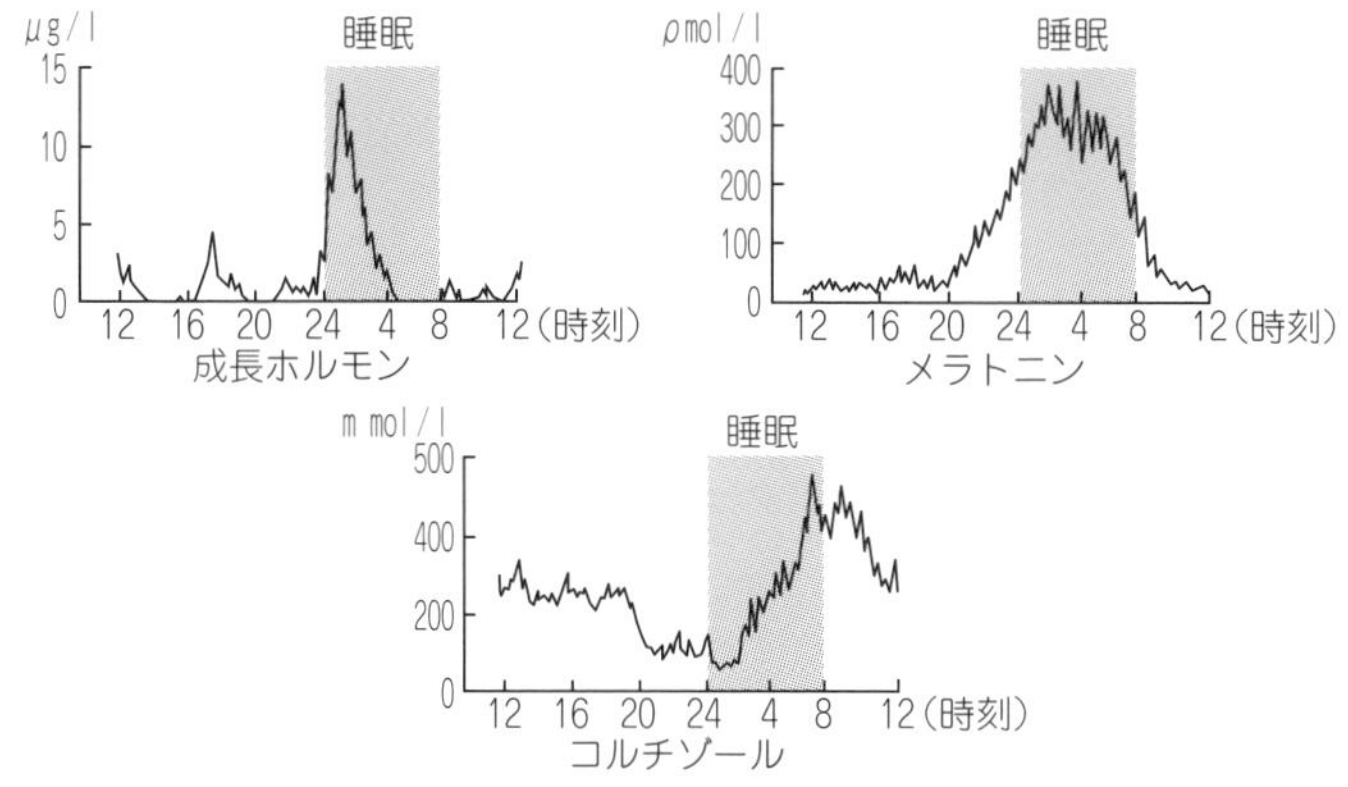

図18　各種ホルモンと睡眠の関係

コルチゾールは副腎から分泌される副腎皮質ホルモンで、目覚めのホルモンともいわれています。代謝促進作用をもち、ストレスに応じて分泌量が増大します。環境の急激な変化などの緊急事態に対し、脳や筋肉に糖を送り込み、すぐに動いたり対応できるように準備をする働きをします。覚醒するために身体の準備を整えているのです。睡眠中に臨戦態勢になっていては、体も疲れてしまうので、睡眠中は抑えられています。分泌は早朝に最大値になっています。

それぞれのホルモンの分泌は、「成長ホルモンは睡眠に依存」「メラトニンは明暗に依存」「コルチゾールは時間に依存」しています。

ほかにも乳汁分泌ホルモン（プロラクチン）は、睡眠を誘発します。おっぱいをやりながら、お母さんがうたたねしているでしょう。

《まとめ―光と睡眠のかかわり》

●眠気のリズムをつくっている体内時計は、朝日を浴びることでリセットされる

●ヒトは朝日を浴びて約14～16時間後に分泌される睡眠ホルモン「メラトニン」の働きで眠くなる

●子どもほどメラトニンの分泌量が多く、光の影響を受けやすい

●夜に強い光を浴びると、メラトニンの分泌が抑制され睡眠リズムが後退する

●コンビニの明かり、塾の照明など、夜に強い蛍光灯の光を浴びる生活を見直そう

●蛍光灯は生体時計を遅らせるもと。夜の照明は白熱灯のほうが望ましい

●成長ホルモンは入眠直後の深いノンレム睡眠を合図に分泌される

4章

朝ご飯が快眠の素

眠りと食事の関係

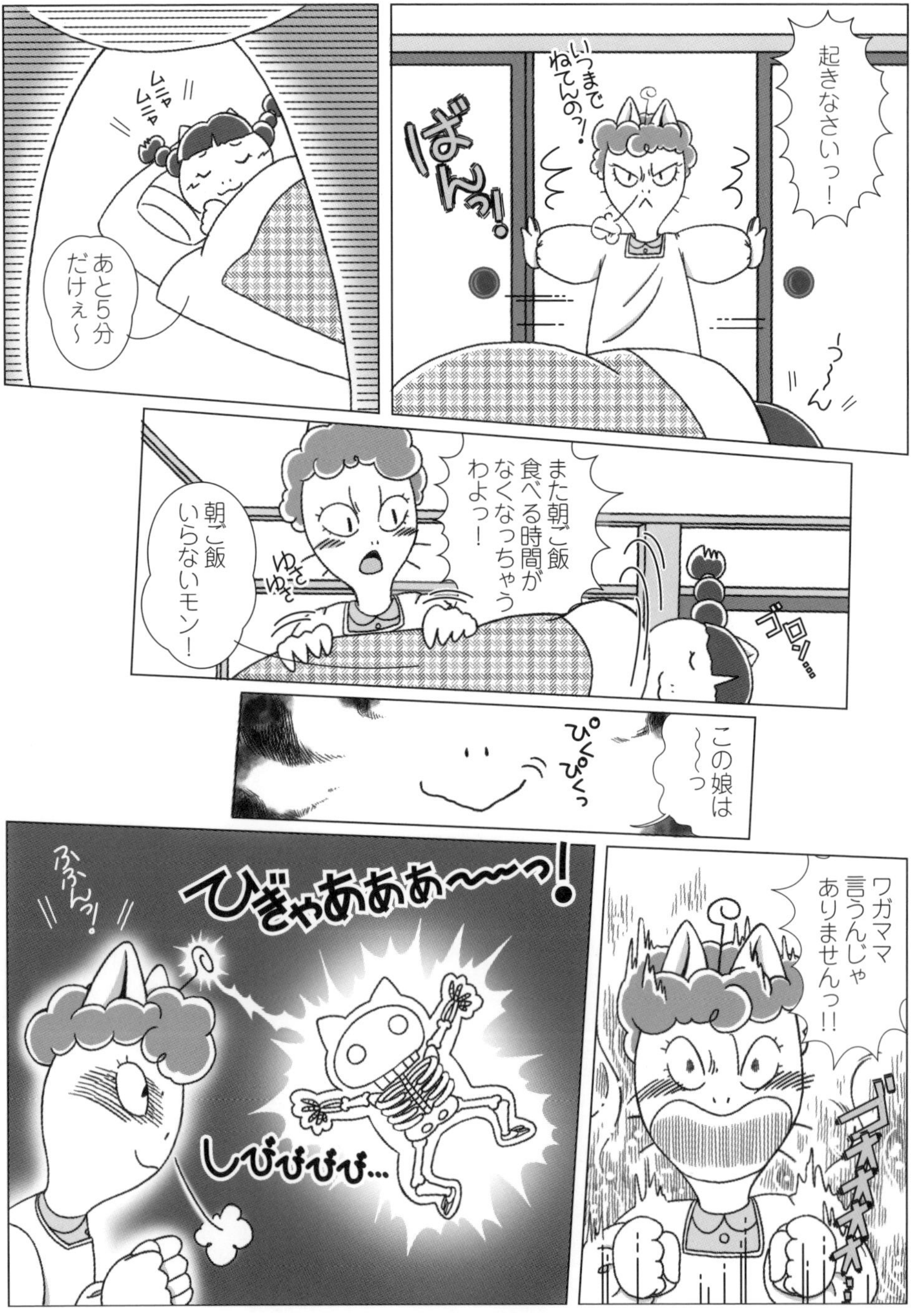

起きなさいっ！
いつまでねてんのっ！
ばんっ！
う～ん
ムニャムニャ
あと5分だけぇ～
また朝ご飯食べる時間がなくなっちゃうわよっ！
ゴロン…
ゆさゆさ
朝ご飯いらないモン！
この娘は～～っ
ぴくぴくっ
ワガママ言うんじゃありませんっ!!
ゴォオオオ…
ひぎゃあああ～～っ！
ふんっ！
しびびびび…

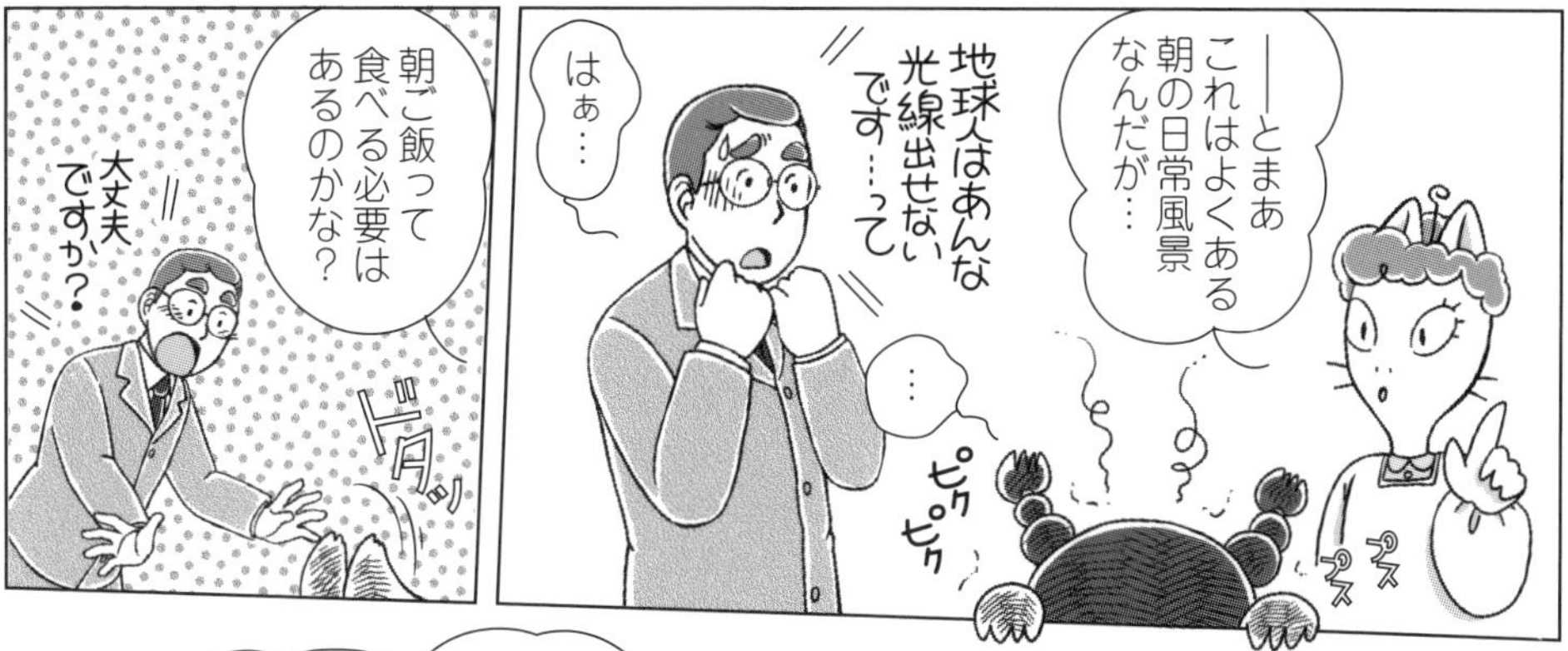

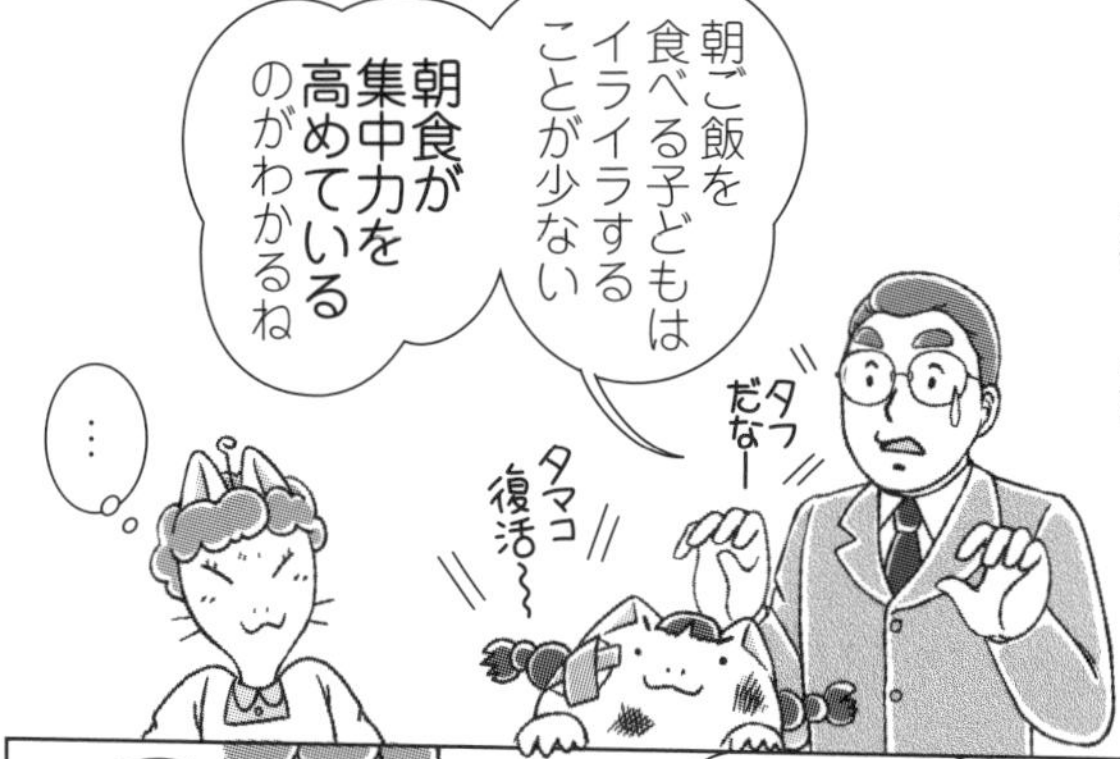

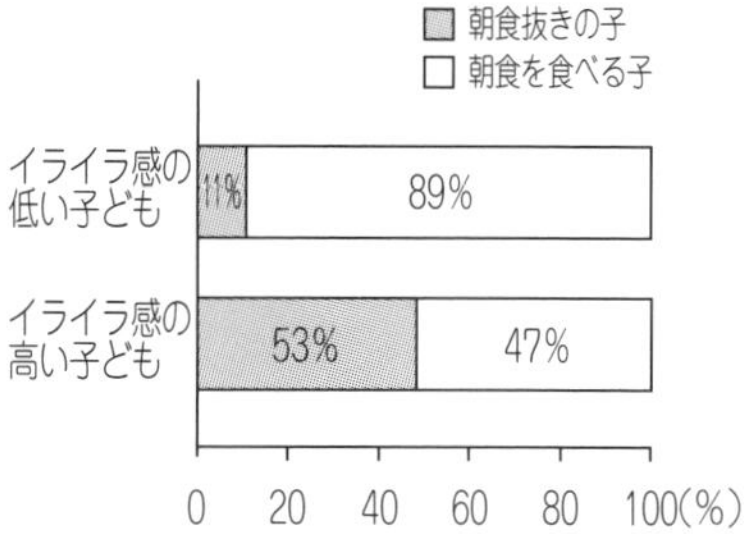

出典:東京都立教育研究所

図19　朝食抜きの小中学生はイライラが強い

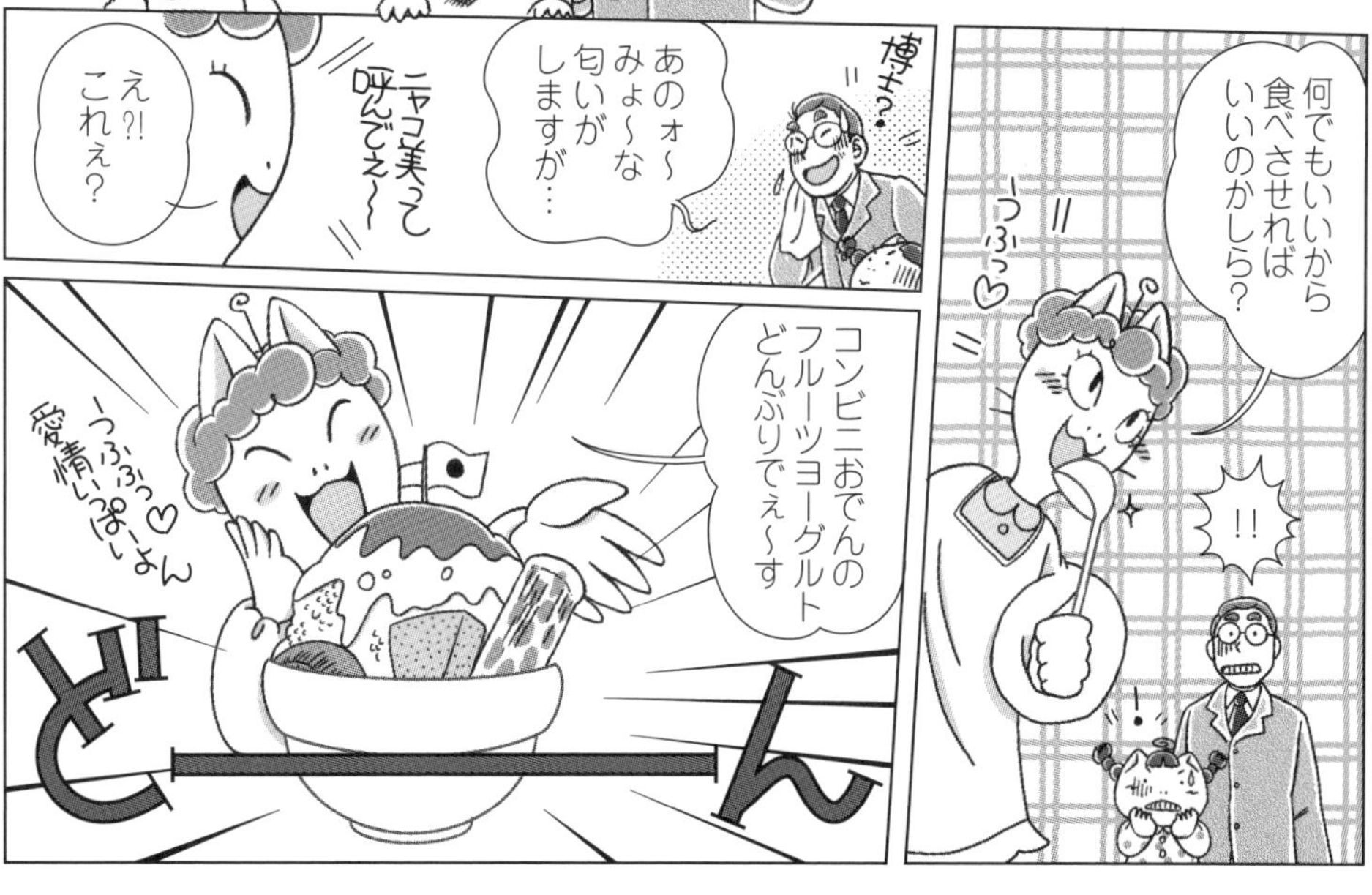

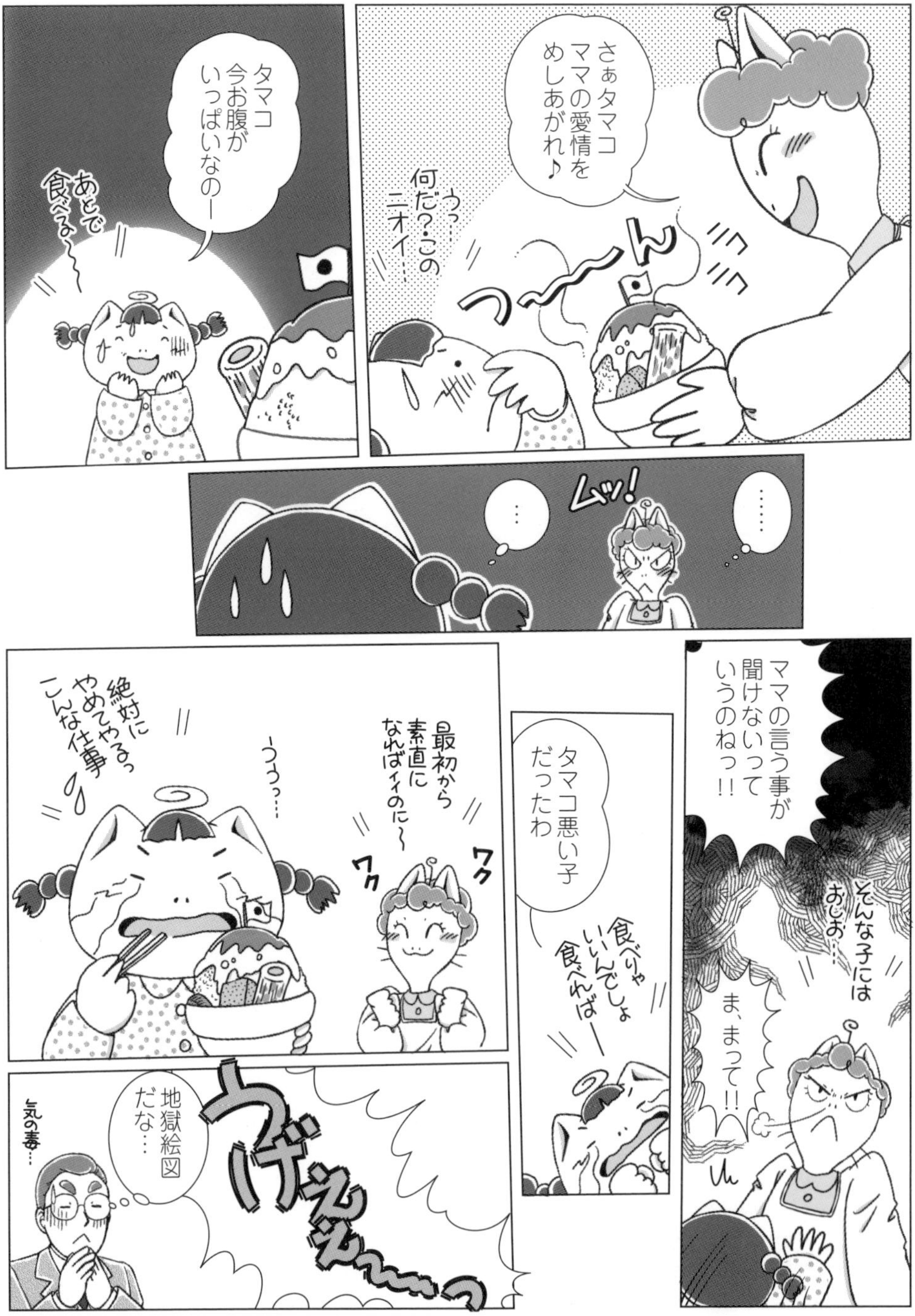
さぁタマコ
ママの愛情を
めしあがれ♪
う…何だ?・このニオイ…
つ〜〜ん
タマコ
今お腹が
いっぱいなの─
あとで食べる〜
…
ムッ!
……
ママの言う事が
聞けないって
いうのねっ!!
そんな子には
おじお…
ま、まって!!
タマコ悪い子
だったわ
食べりゃいいんでしょ
食べればー
最初から
素直に
なればイイのに〜
ワク
ワク
う…うっ…
絶対に
やめてやるっ
こんな仕事
うげぇえ〜〜っ
地獄絵図
だな…
気の毒…

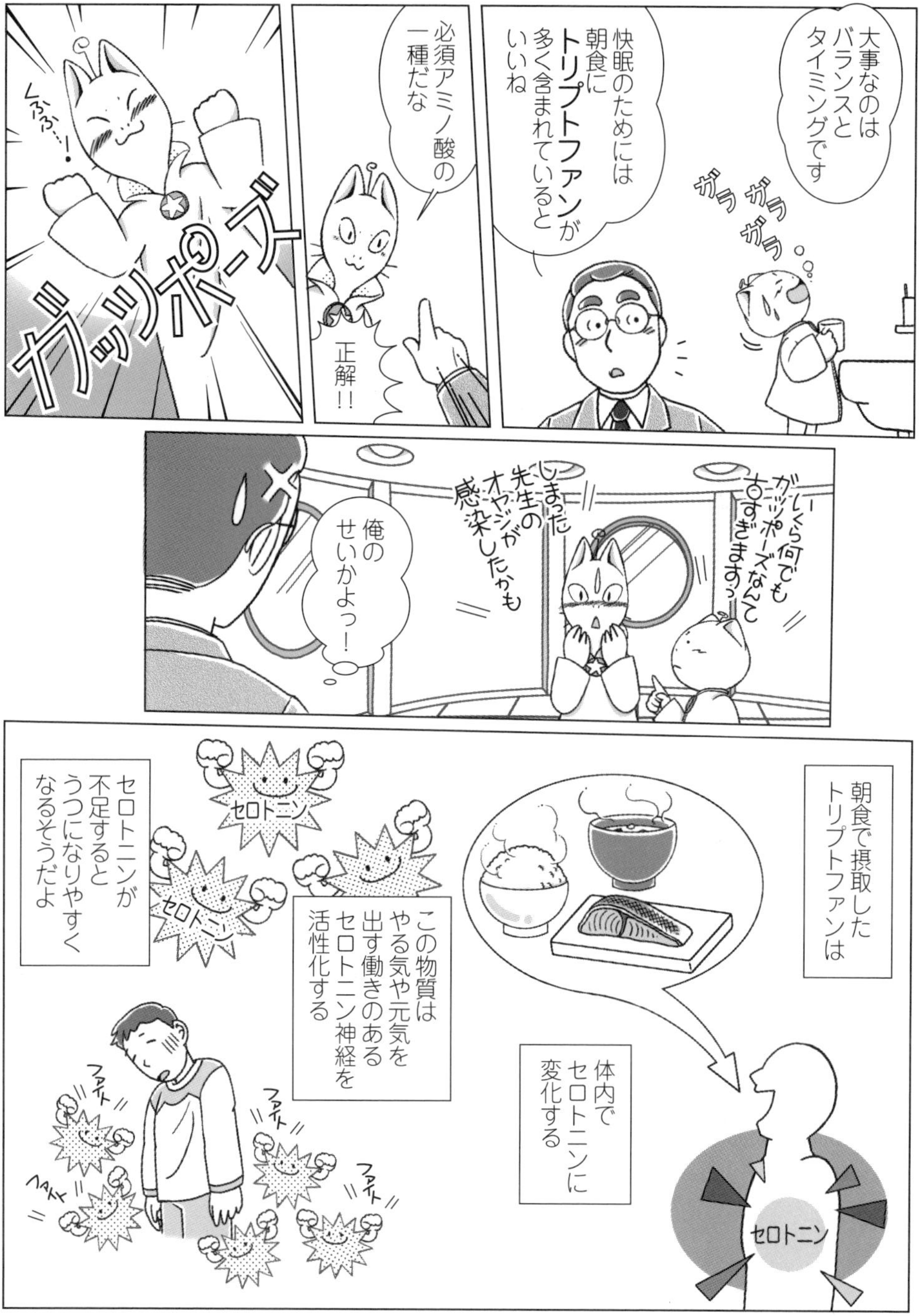
大事なのはバランスとタイミングです
ガラ ガラ ガラ
快眠のためには朝食にトリプトファンが多く含まれているといいね
必須アミノ酸の一種だな
正解!!
くふふ…!
ガッツポーズ
いくら何でもガッツポーズなんて古すぎますっ
しまった先生のオヤジが感染したかも
俺のせいかよっ!
朝食で摂取したトリプトファンは
体内でセロトニンに変化する
セロトニン
この物質はやる気や元気を出す働きのあるセロトニン神経を活性化する
セロトニン
セロトニン
セロトニン
セロトニンが不足するとうつになりやすくなるそうだよ
ファイト
ファイト
ファイト
ファイト

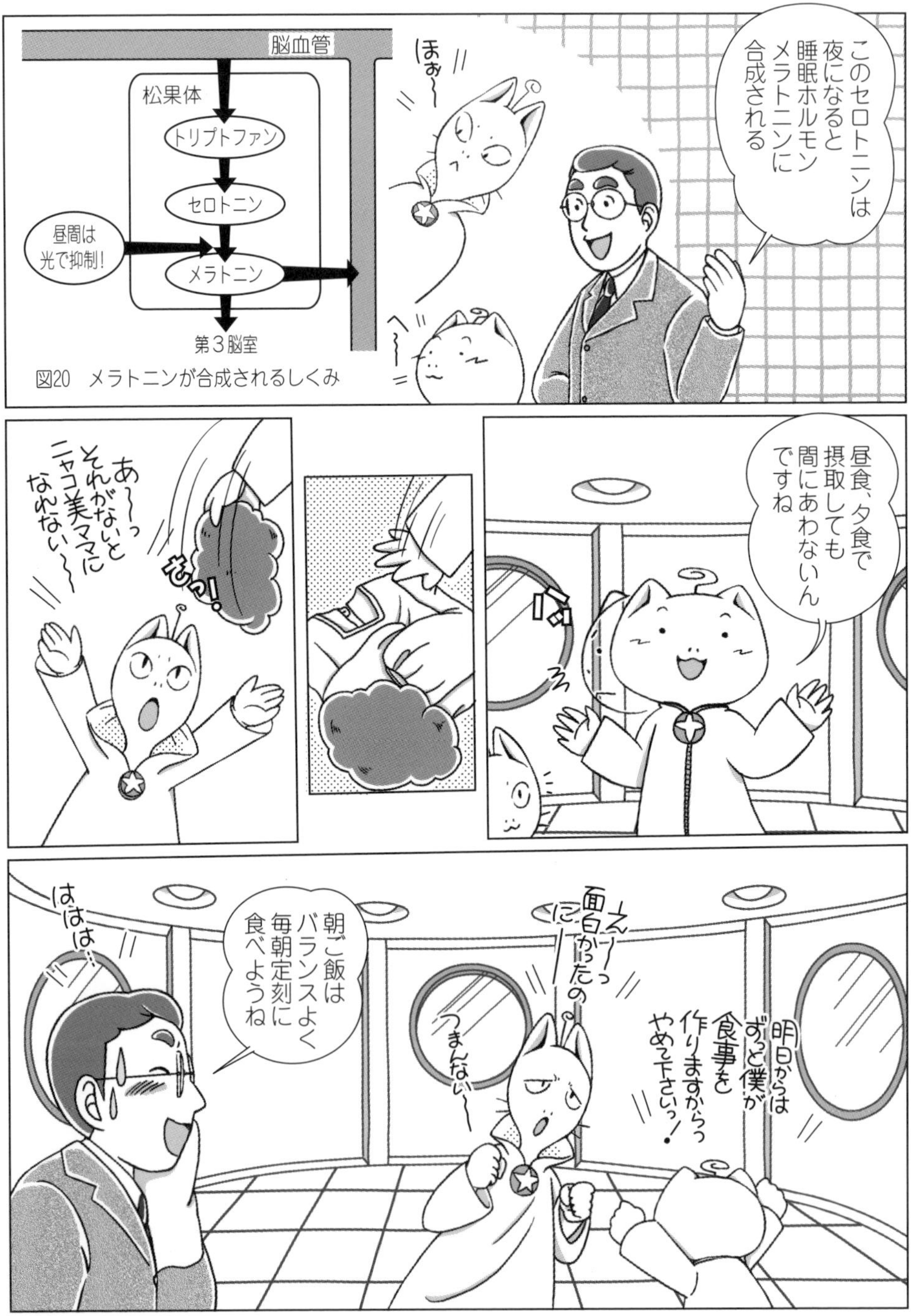

図20　メラトニンが合成されるしくみ

規則正しい食事で快眠習慣

★良い眠りにトリプトファン

朝は体温が低く、脳も十分機能していません。脳を働かせるエネルギー（糖質）を朝食でとりこむことで、体温を上げ、脳を働かせ、消化管の活動をうながすことができます。規則的な食事は、体のリズムを整え、自然な良い睡眠につながります。

では、食事面ではどのような点に気を配ればよいでしょう。

じつは、メラトニンは、図20（64ページ）のようにトリプトファンを原料にセロトニンから合成されます。セロトニンは必須アミノ酸であるトリプトファンを原料に作られますが、トリプトファンは体内で合成することができないので、食物から摂るしかありません。

食べ物から摂取するトリプトファンの量が少ないと、セロトニンの生成量が少なくなり、結果的にメラトニンの分泌が少なくなります。つまり、トリプトファンを摂る量が少ないと寝つきや寝起きが悪くなる、というわけです（図21図22・66ページ）。

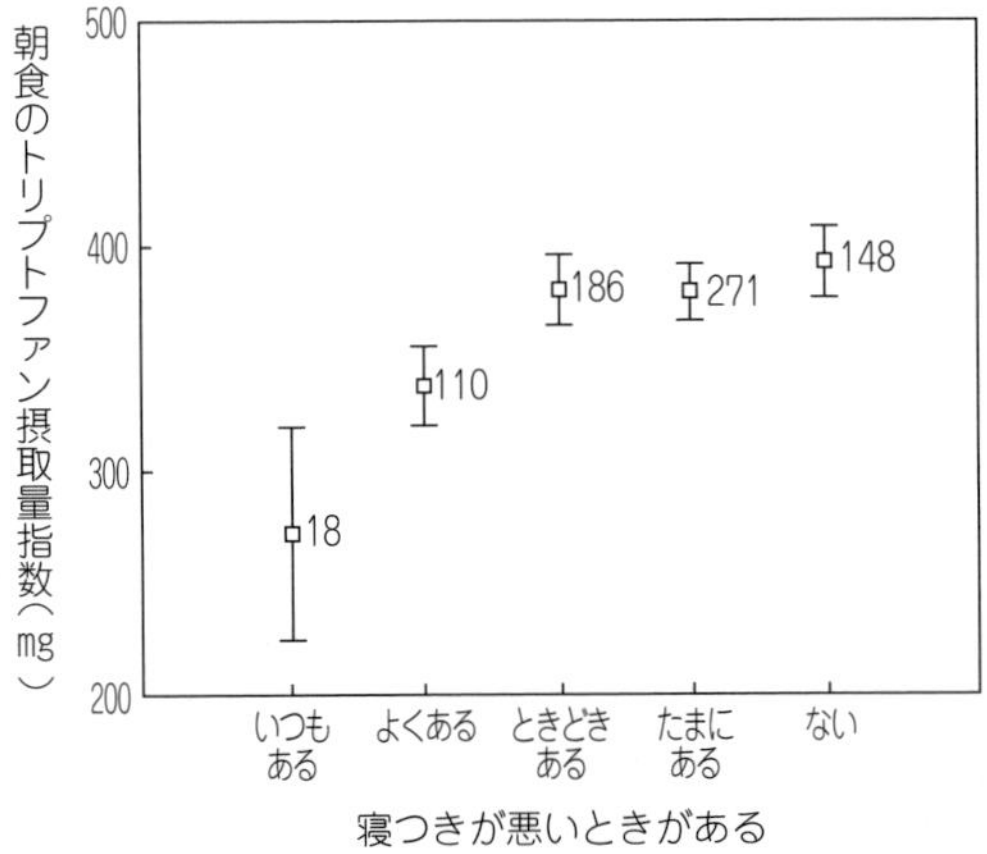

図21　朝食のトリプトファン摂取量と「寝つきの悪さ」の関係

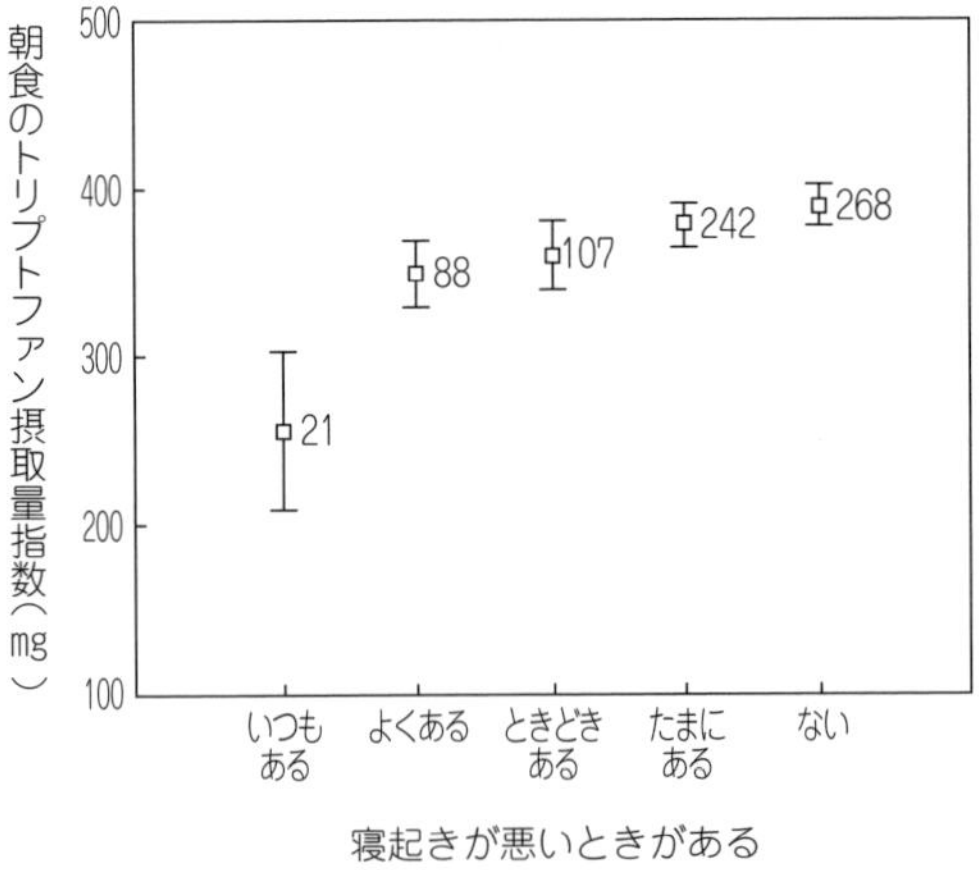

図22　朝食のトリプトファン摂取量と「寝起きの悪さ」の関係

トリプトファンの摂取量がもっとも少ない一番左のゾーンの乳幼児は、「夜の寝つきが悪い頻度」も「朝の寝起きが悪い頻度」もきわめて高い。

★元気で快適な一日は朝食から

セロトニンは脳で情報を伝える神経伝達物質です。この物質は私たちのやる気や元気の源となるセロトニン神経を活性化します。具体的には、精神安定や、催眠、鎮静・鎮痛作用があります。うつ病や神経症などにも良い効果をもたらします。

調査によると、トリプトファンの摂取量が少ない乳幼児ほど、怒ったり落ち込んだりといった気性の変化が多く見られました（図23図24・68ページ）。

朝食にトリプトファンを摂ることでセロトニンが増えれば、イライラすることなくやる気に溢れ、楽しく過ごすことができます。そして、夜にはセロトニンが睡眠を促すメラトニンに変わり、ぐっすりと眠ることができます。

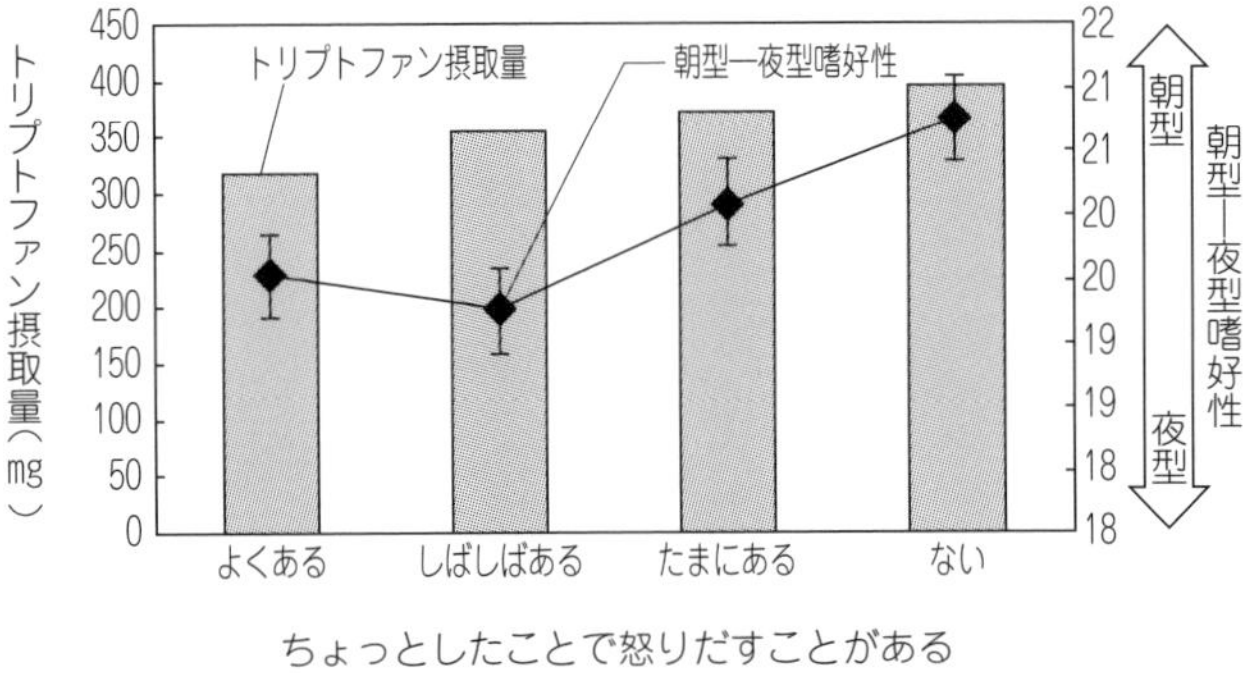

図23　乳幼児における、ちょっとしたことで怒りだす頻度とトリプトファン摂取量の関係

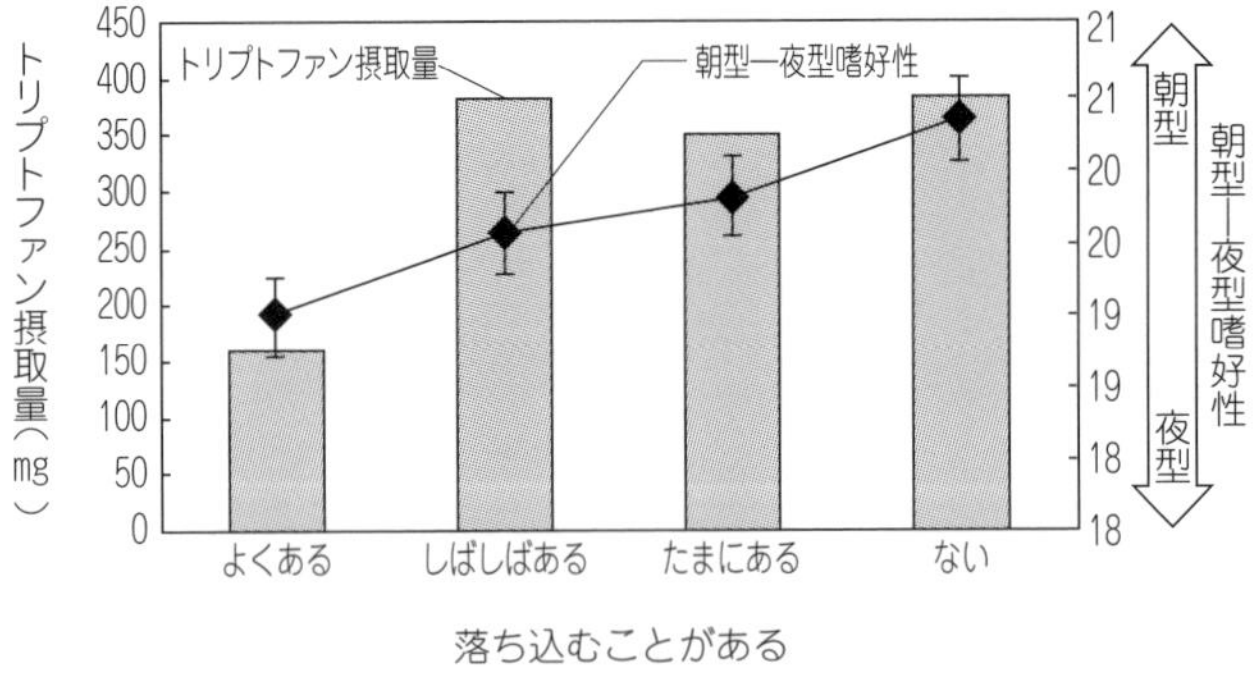

図24　乳幼児の落ち込みの頻度とトリプトファン摂取量の関係

棒グラフはトリプトファン摂取量を、折れ線グラフは朝型か夜型かどちらの傾向が強いかを表している。図23ではトリプトファン摂取量が少ない左の２つのゾーンの乳幼児は夜型傾向にあり、「ちょっとしたことで怒りだす頻度」が高い。図24ではトリプトファン摂取量が最も少ない一番左のゾーンの乳幼児は夜型傾向が強く「落ち込む頻度」も高い。

良い眠りに導く朝食の摂り方

★朝食は決まった時間に摂ろう

睡眠ホルモンのメラトニンのもととなるトリプトファンは、朝食で摂るのが一番効果的です。朝食を食べないと、脳や体へのエネルギーが足りなくなり、1日をしっかりと始めることができません。食事の時間を決めてきちんと食べることは、睡眠のリズムを規則正しくするうえでも大切です。食事の時の咀嚼《そしゃく》するあごの動きも脳の活性にもつながります。

朝食はしっかりと、ただトリプトファンだけを大量に摂るのではなく、バランスの取れた食事を決まった時間に摂るようにしましょう。そして、しっかりと朝日を浴びることです。

★いつものメニューにプラスして

トリプトファンは食物からしか摂取できない必須アミノ酸です。特に、大豆加工食品や、乳製品、ナッツ類、魚、肉、鶏卵、バナナなどに多く含まれています（図25・71ページ）。

では、どのようなメニューにすれば、おいしく手軽にトリプトファンを摂ることができるのでしょうか。

例えば和食の場合なら、ご飯1膳、豆腐とワカメの味噌汁1杯（味噌やカツオ節も）、メザシ（1匹）、納豆、海苔、生卵、といった朝食の定番で、トリプトファンの摂取量は約265㎎になります。

忙しい朝のために、ご飯と味噌汁さえ前の晩に用意しておけば、朝はメザシを焼くだけで立派な朝食になります。またご飯を玄米に変えたり、ふりかけにゴマやカツオ節、しらすを使ったり、味噌汁にワカメを入れたりと、いつものメニューにちょっとプラスするだけで、トリプトファンの摂取量を増やすことができます。

朝食はパン派という家族なら、トースト１枚、ハムエッグ、牛乳１杯、サラダ（レタス＆トマト）といった定番の朝食で約231mgの摂取量になります。これにプラスして、サラダにチーズやツナを入れたり、ヨーグルトを付け足せば、さらにトリプトファンの摂取量は増えます。

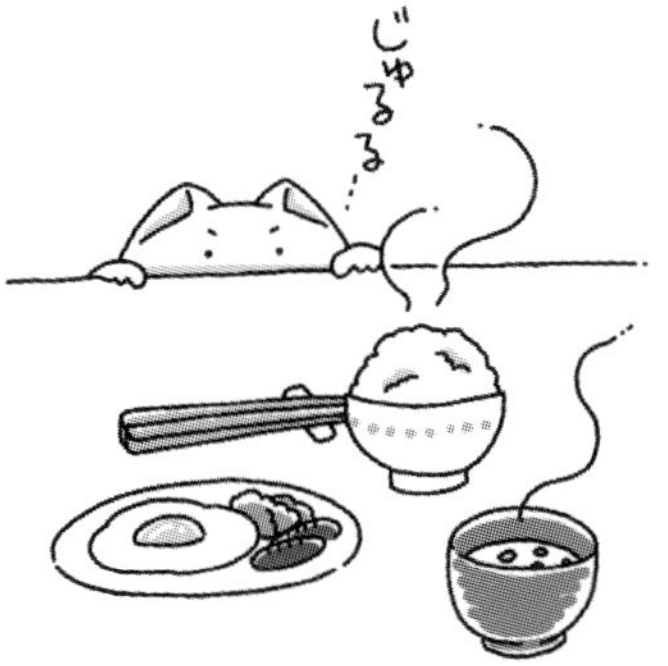

	トリプトファン含有量／100g	平均摂取量	トリプトファン摂取量
卵	180mg	50g	90mg
肉類	205mg	100g	205mg
牛乳	45mg	100g	45mg
野菜	20mg	100g	20mg
炭水化物	105mg	100g	105mg
ジュース	2mg	100g	2mg
納豆	245mg	40g	98mg
海苔	150mg	10g	15mg
魚	215mg	100g	215mg
干物	530mg	10g	53mg
コーヒー等	30mg	100g	30mg
味噌	125mg	20g	25mg

図25　食品に含まれるトリプトファン含有量と摂取量
（五明紀春・長谷川恭子共編『アミノ酸＆脂肪酸組成表』女子栄養大学出版部、1993より）

《まとめ―食事と睡眠》

●朝食は脳や体へのエネルギー補給

●朝食をきちんと摂ることは昼間の集中力アップと夜の快眠に役立つ

●特に「トリプトファン」を含んだ朝食が、良い眠りのためのコツ

●トリプトファンは体内で元気のホルモン「セロトニン」に変化し、夜間にはメラトニンとなる

●セロトニン神経には精神安定、沈静、鎮痛などの効果がある

●規則正しくバランスのとれた食事が大切

5章

早寝早起きで学力アップ

成績と眠りの深い関係

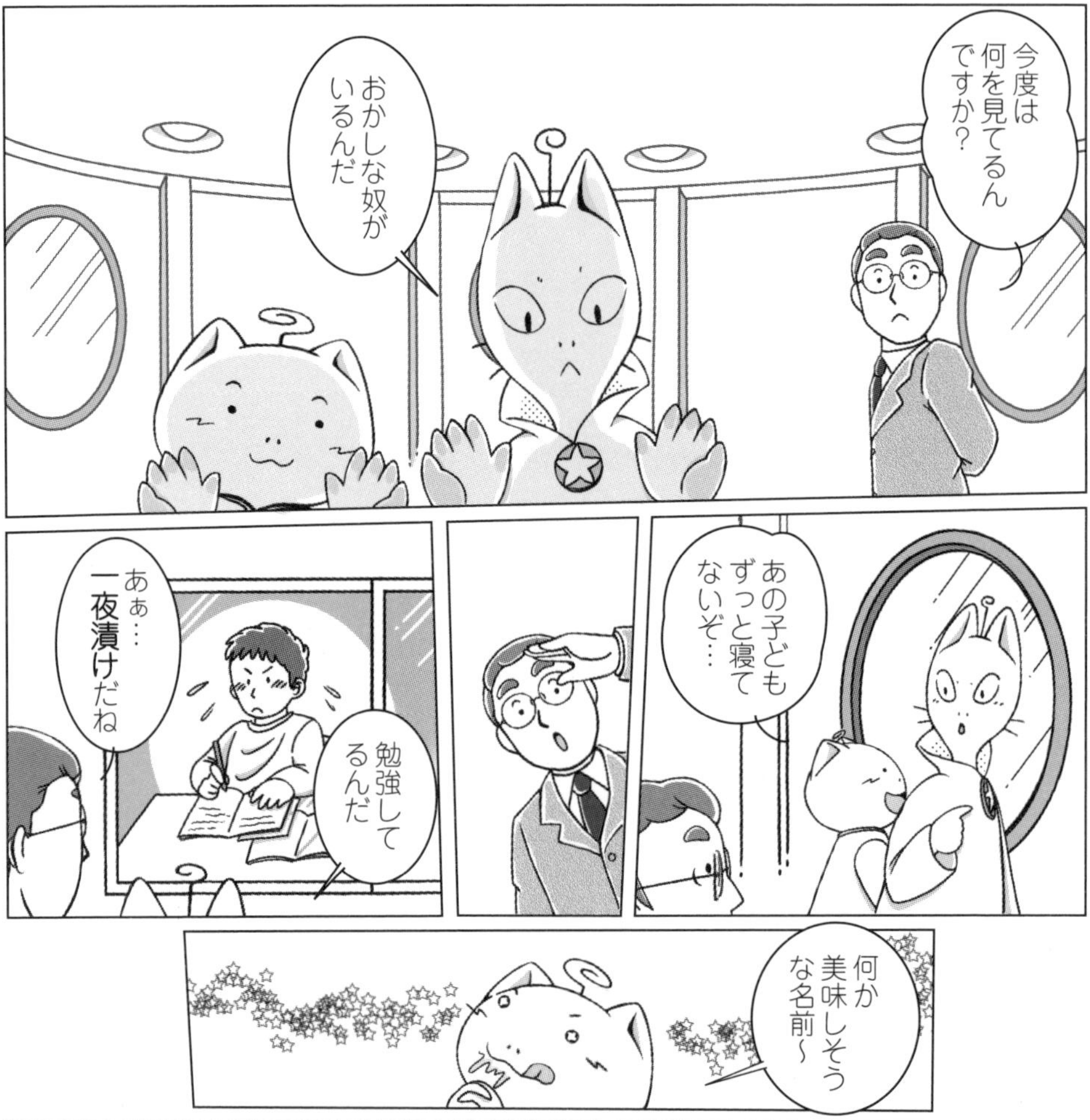
今度は何を見てるんですか？
おかしな奴がいるんだ
あの子どもずっと寝てないぞ…
勉強してるんだ
あぁ…一夜漬けだね
何か美味しそうな名前～
睡眠習慣と成績には何か関係があるのか？
睡眠
成績
ありありのコンコンチキだよ
コンコンチキ？

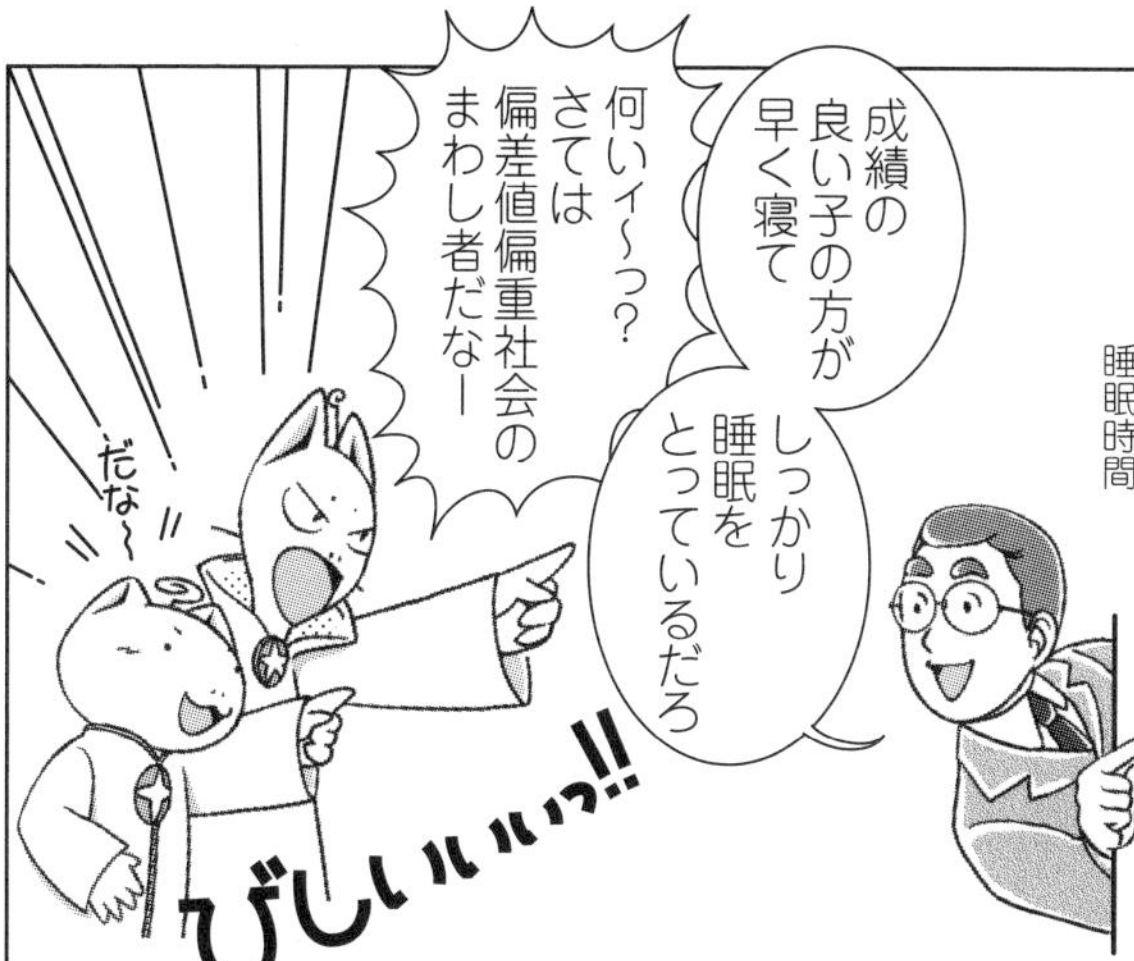
成績の良い子の方が早く寝て
しっかり睡眠をとっているだろ
何いィ~っ? さては偏差値偏重社会のまわし者だなー
だな~
びしぃぃぃっ!!

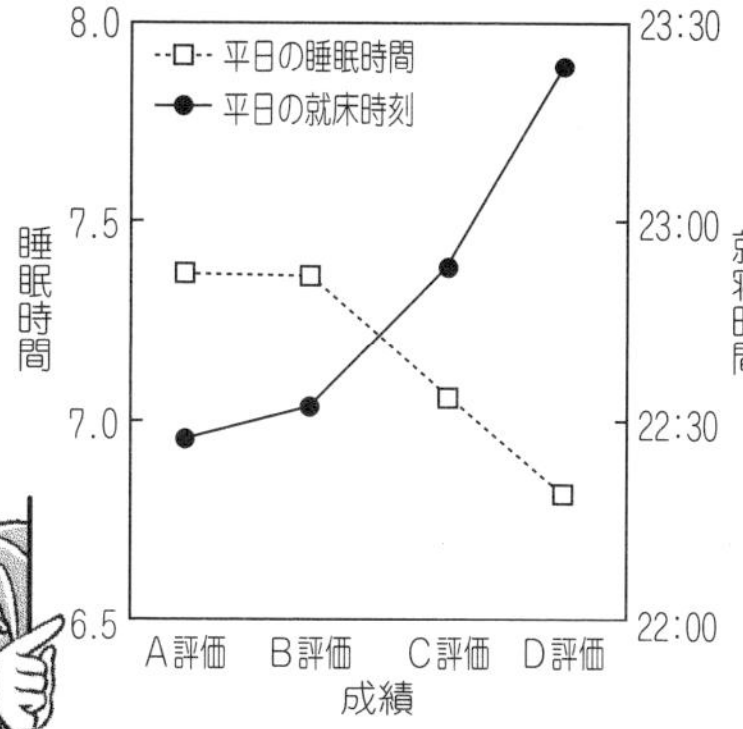

図26　睡眠習慣と成績の関係

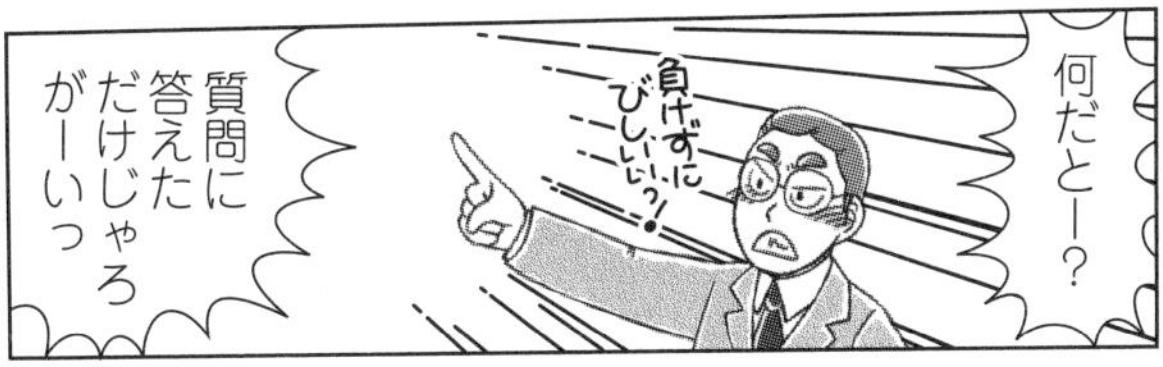
何だとー?
負けずにびしぃぃぃっ!
質問に答えただけじゃろがーいっ

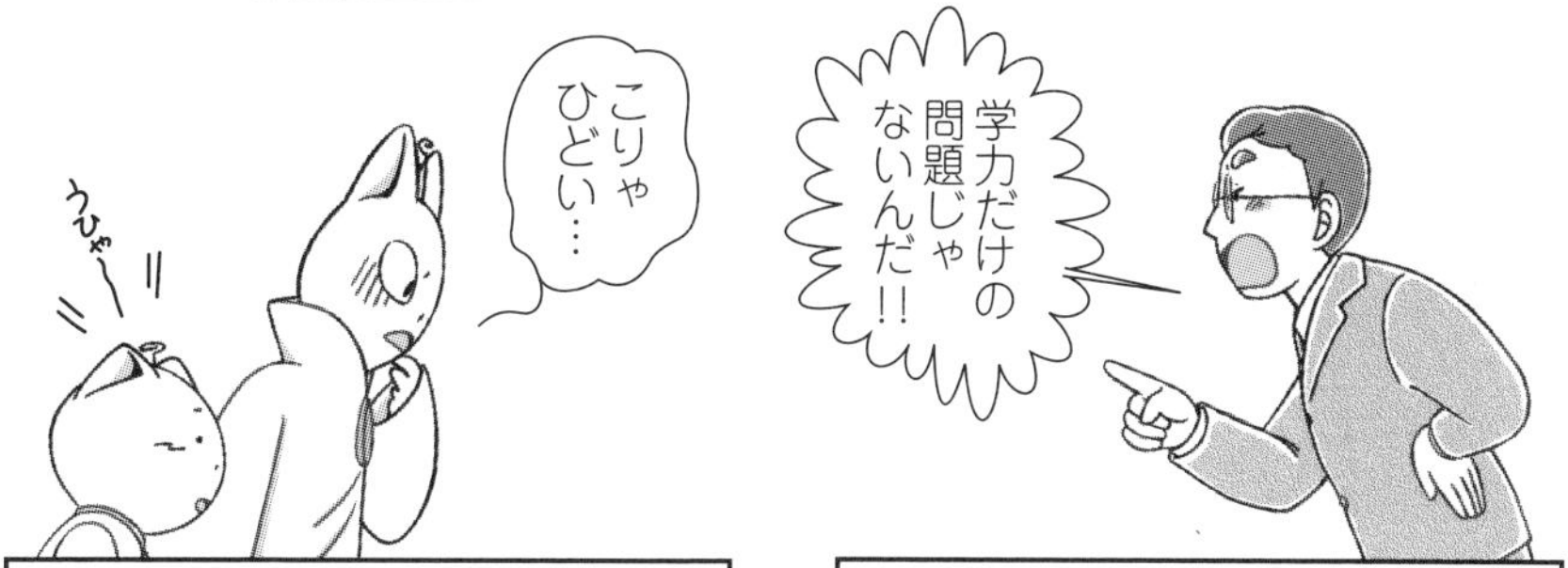
学力だけの問題じゃないんだ!!
こりゃひどい…
うひゃ~

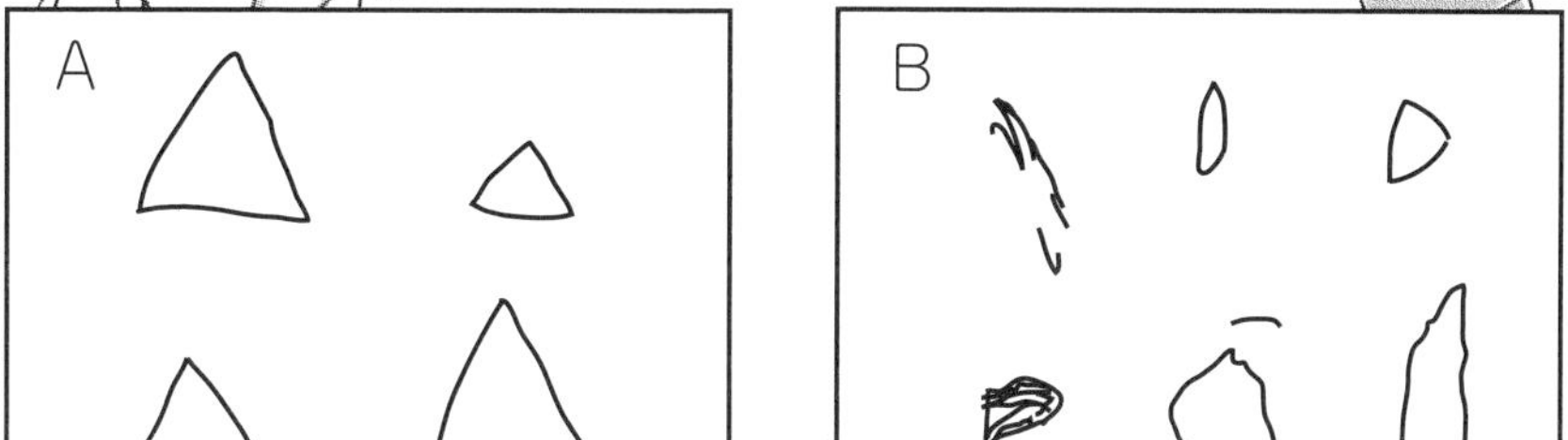

図27　睡眠リズムの高次脳機能への影響

睡眠覚醒リズムの正しい子ども(A)と乱れた子ども(B)の三角形描写。

三角形を描けない子どもの数は5.6倍!(提供:和洋女子大学人文学群・鈴木みゆき氏)

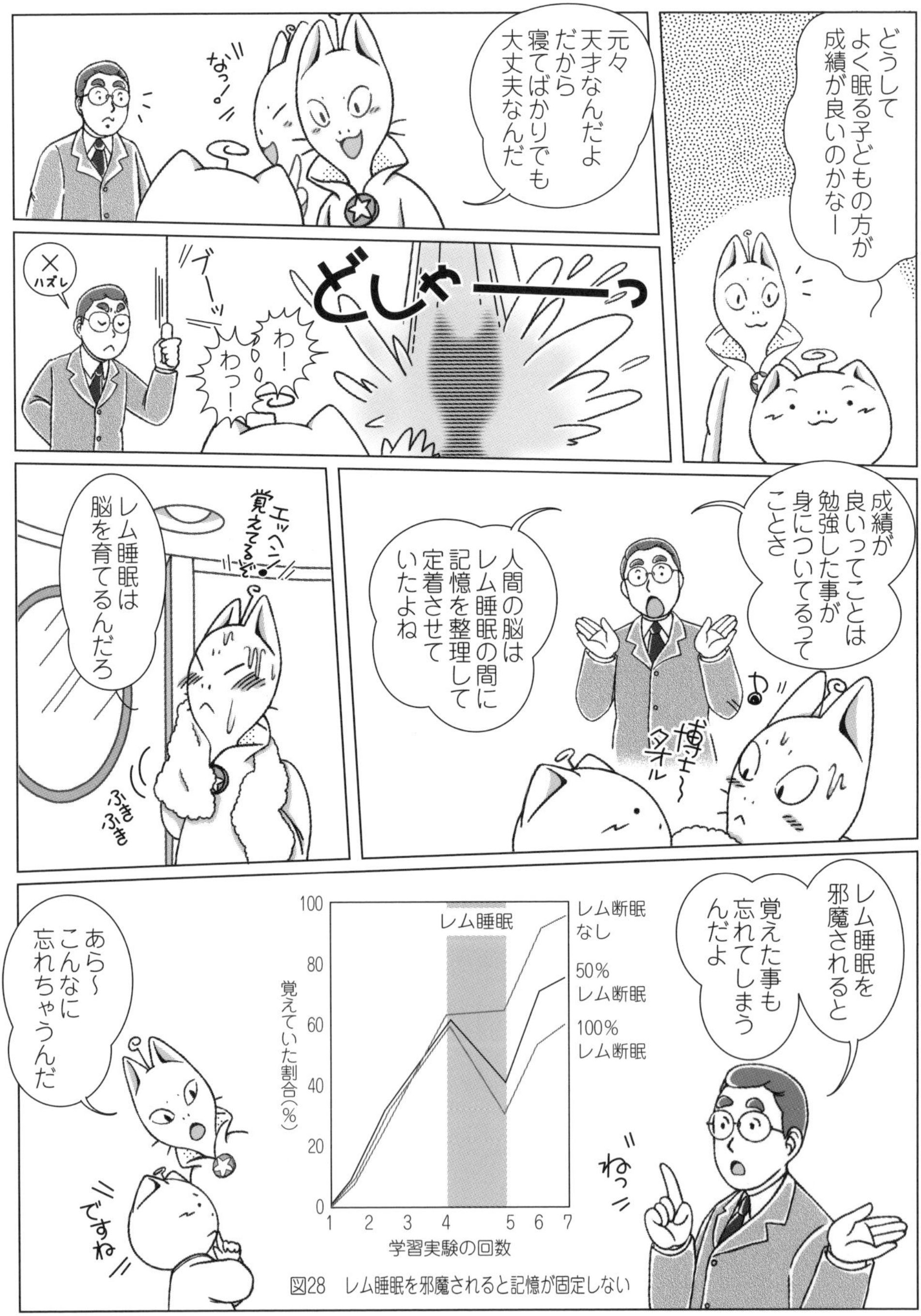
どうして
よく眠る子どもの方が
成績が良いのかなー
元々
天才なんだよ
だから
寝てばかりでも
大丈夫なんだ
なっ!
どしゃーーっ
ブーッ
わ!
わっ!
×ハズレ
成績が良いってことは
勉強した事が
身についてるって
ことさ
人間の脳は
レム睡眠の間に
記憶を整理して
定着させて
いたよね
あ
博士〜
タオル
エッヘン
覚えてるぞ
レム睡眠は
脳を育てるんだろ
ふきふき
レム睡眠を
邪魔されると
覚えた事も
忘れてしまう
んだよ
ねっ
レム睡眠
レム断眠なし
50%レム断眠
100%レム断眠
覚えていた割合(%)
0
20
40
60
80
100
1
2
3
4
5
6
7
学習実験の回数
あら〜
こんなに
忘れちゃうんだ
ですね
図28　レム睡眠を邪魔されると記憶が固定しない

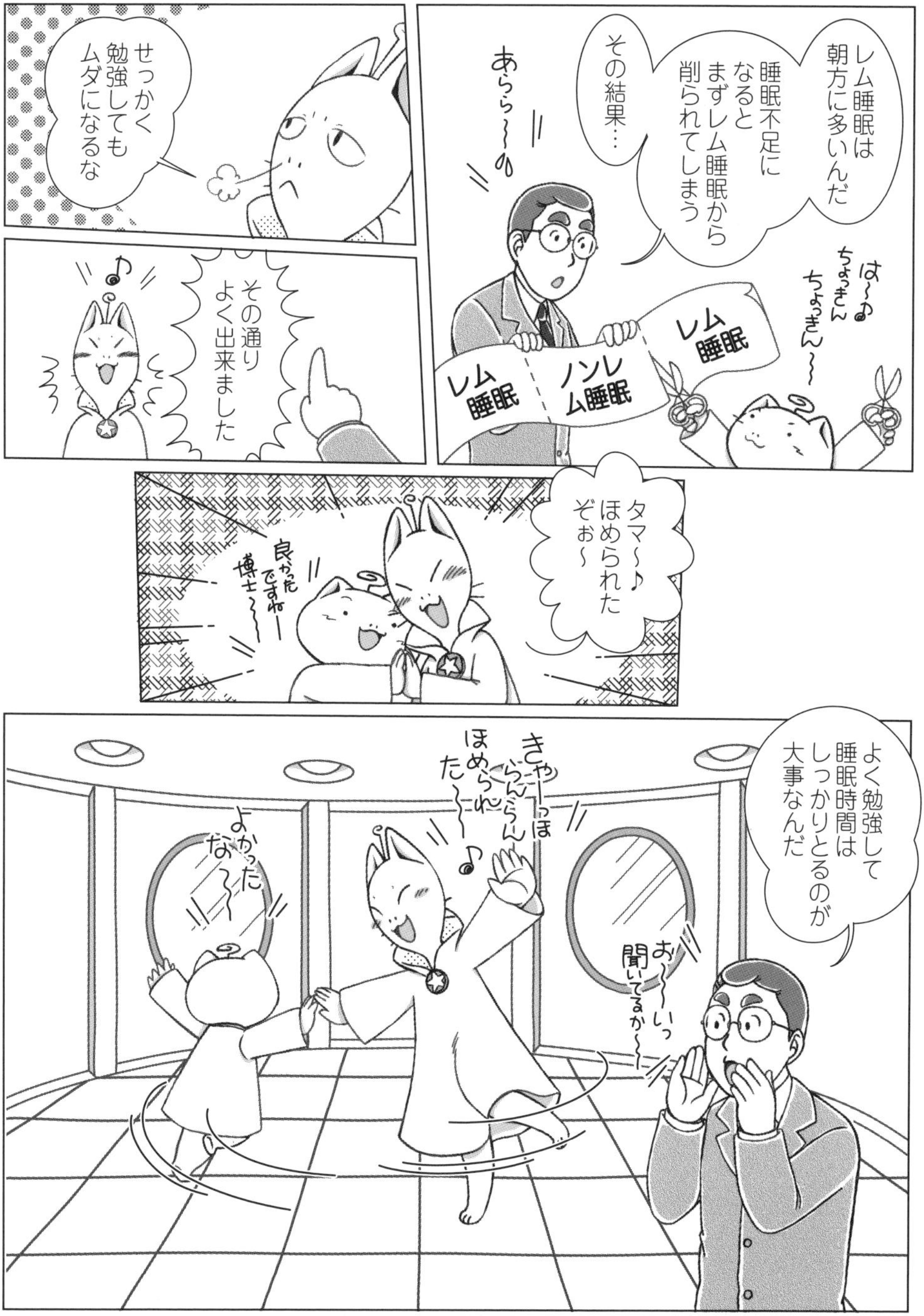
レム睡眠は
朝方に多いんだ
睡眠不足に
なると
まずレム睡眠から
削られてしまう
その結果…
あらら〜
は〜♪
ちょっきん
ちょっきん〜
レム
睡眠
ノンレ
ム睡眠
レム
睡眠
せっかく
勉強しても
ムダになるな
その通り
よく出来ました
タマ〜♪
ほめられた
ぞぉ〜
良かった
ですね
博士〜
よく勉強して
睡眠時間は
しっかりとるのが
大事なんだ
きゃーっほ
らんらん
ほめられ
た〜〜♪
よかった
な〜
お〜い
聞いてるか〜

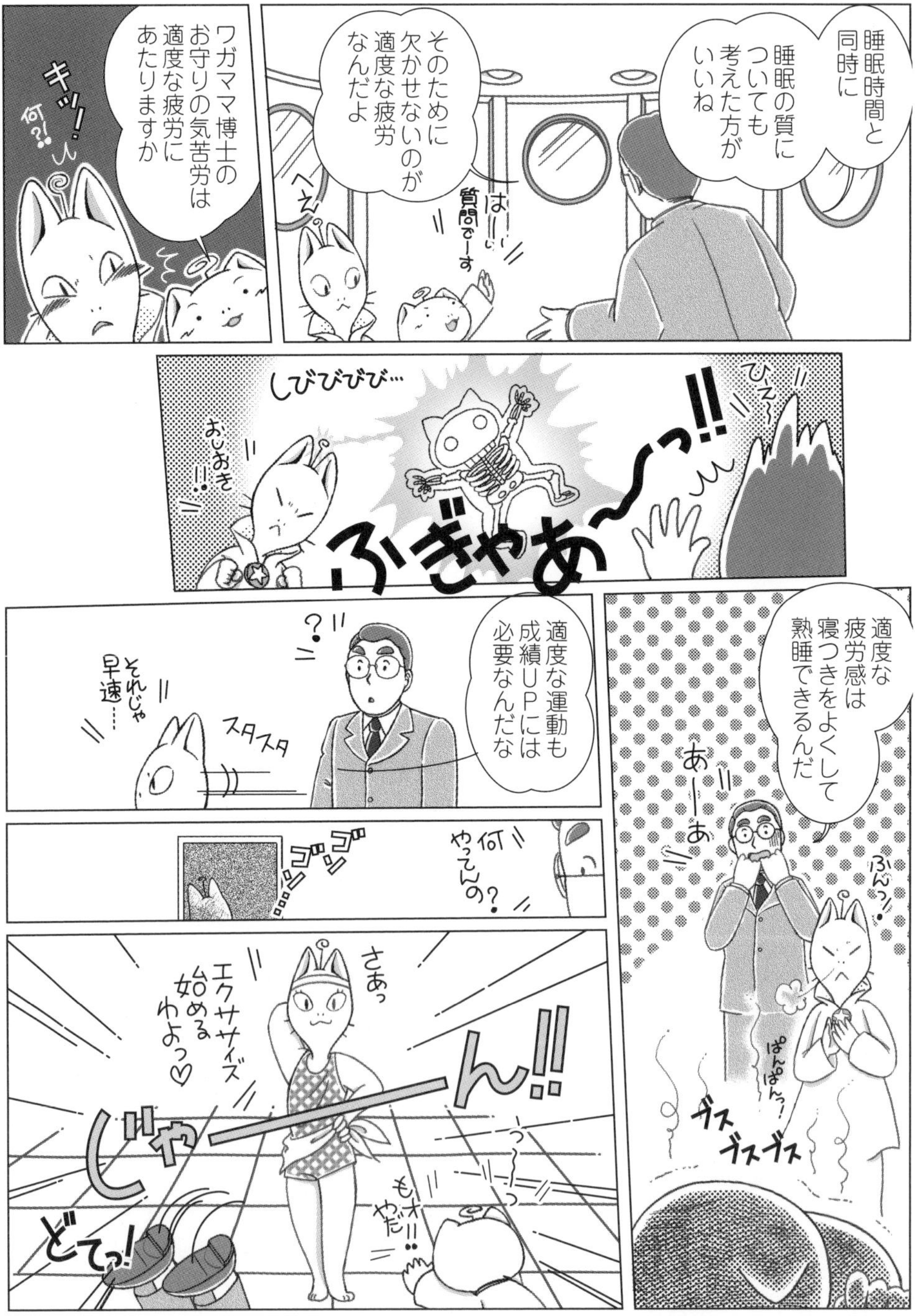

睡眠時間と同時に
睡眠の質についても考えた方がいいね
はーい質問でーす
そのために欠かせないのが適度な疲労なんだよ
へぇ
ワガママ博士のお守りの気苦労は適度な疲労にあたりますか
キッ!
何?!
しびびびび…
ひぇ〜
おしおき!!
ふぎゃあ〜〜っ!!
適度な疲労感は寝つきをよくして熟睡できるんだ
あーあ
ふんっ!
ぱんぱんっ!
ブスブスブス
適度な運動も成績UPには必要なんだな
?
それじゃ早速…
スタスタ
何やってんの?
ゴンゴン
さあっエクササイズ始めるわよっ♡
じゃーーん!!
どてっ!
もォやだ!!
つ〜〜

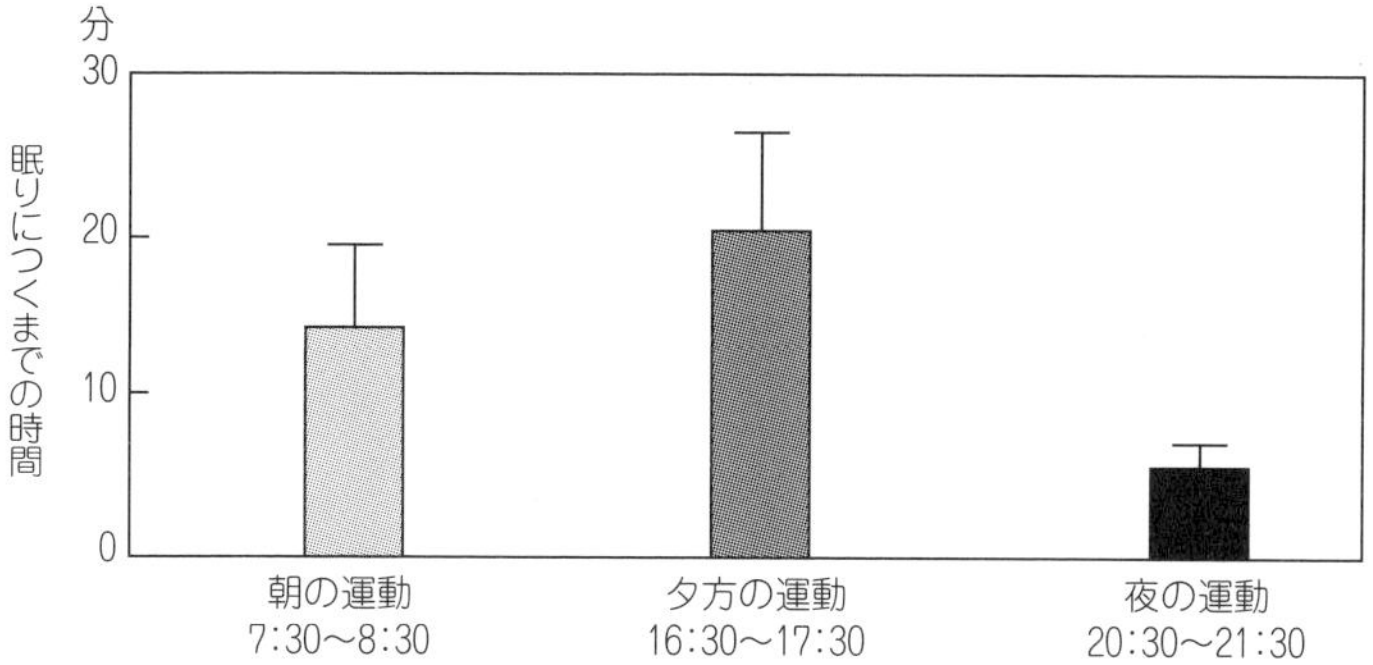
分
30
20
10
0
眠りにつくまでの時間
朝の運動 7:30〜8:30
夕方の運動 16:30〜17:30
夜の運動 20:30〜21:30

図29　夜の運動は寝つきを良くする
（出典：小林敏孝「山梨県環境科学研究所国際シンポジウム2004報告書」）

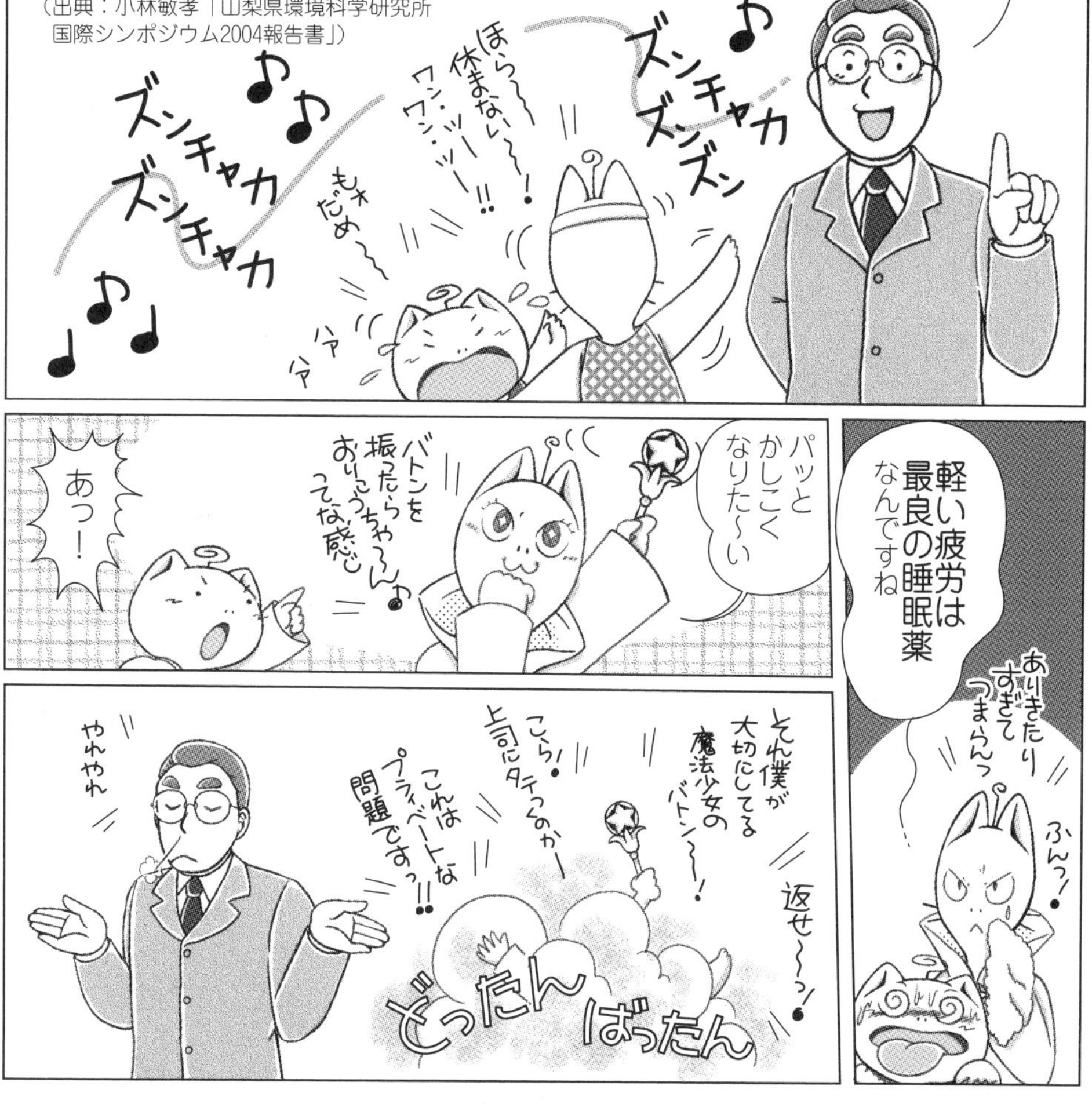
適度な運動は眠れない大人にも良い影響を与えます
ズンチャカズンズン
ほら〜休まない〜!
ワン・ツー ワン・ツー!!
もォだめ〜
ハァハァ
ズンチャカズンチャカ
軽い疲労は最良の睡眠薬なんですね
ありきたりすぎてつまらんっ
ふんっ!
パッとかしこくなりた〜い
バトンを振ったらおりこうちゃ〜ん♪ってな感じ
あっ!
それ僕が大切にしてる魔法少女のバトン〜〜!
返せ〜っ!
こら!上司にタテつくのかー
これはプライベートな問題ですっ!!
どったん ばったん
やれやれ

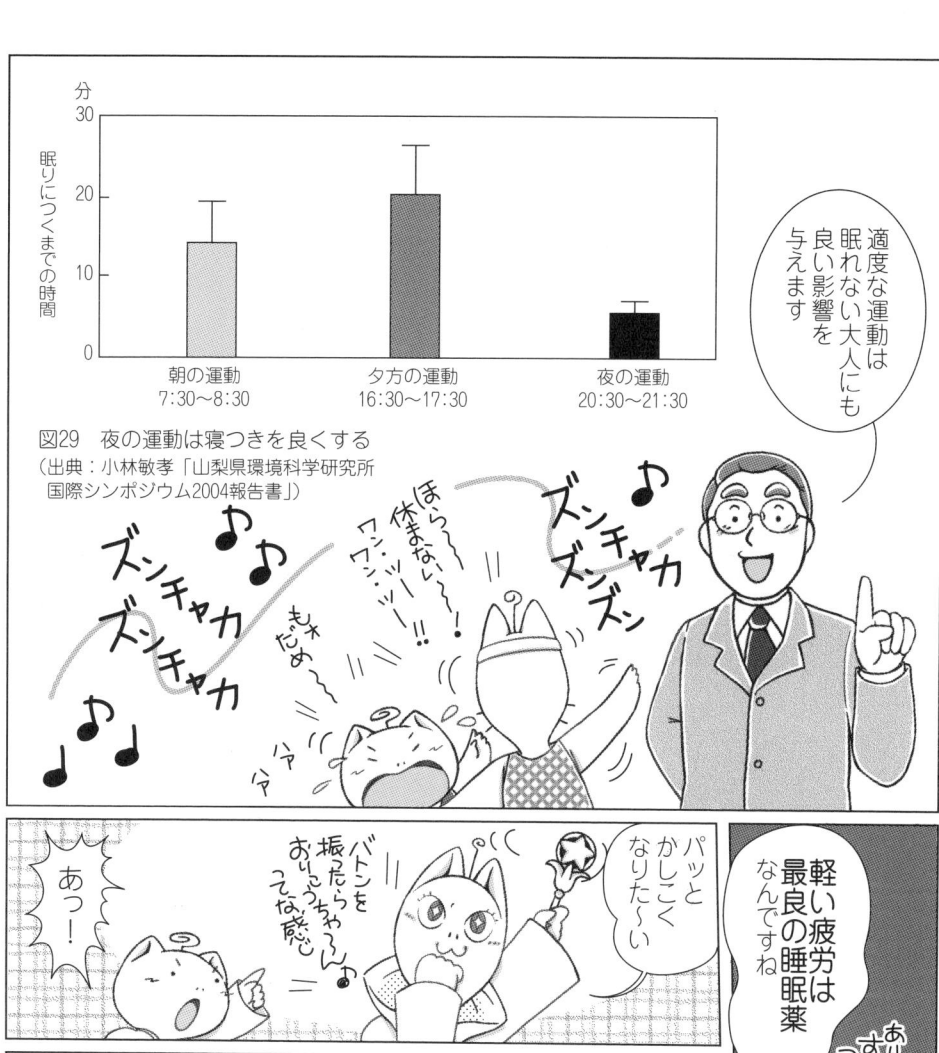

寝る子ほどよくデキる?

★四当五落は昔のこと

受験や試験のために、夜遅くまで勉強した経験はみなさんにもおありでしょう。昔は受験に関して、「四当五落」などという言葉がありました。「寝る間も惜しんで勉強して4時間の睡眠なら合格するが、5時間も眠っているようでは合格できない」という意味に使われていました。

ある調査によれば、平均4時間睡眠の日が4~5日続くと、徹夜をしたのと同じくらいの脳の疲れ具合となり、認知能力がかなり低下するそうです。そんな状態で勉強を続けてもしっかりと身につくはずはありません。

最近、学力低下が問題になっていますが、その原因は夜ふかしの増加、睡眠時間の減少、睡眠習慣の乱れなどに関係があると指摘されています。

★成績上位者は9時に眠る

2002年の学術会議報告書に、アメリカの高校生の睡眠と成績についての調査データが引用されています（図26・75ページ）。

成績の高いグループ（AおよびB評価）の生徒は、睡眠時間が7時間30分近くあり、夜の10時半頃には床についていました。それに対して、成績評価の低いグループ（CおよびD評価）の生徒は、床につく時刻が遅くなり、それにともなって睡眠時間も少なくなっています。

日本では、2008年2月、全国学力テストと一緒に学習状況調査を京都府八幡市教育委員会が独自におこないました。睡眠と成績についての調査です。それによると、睡眠時間が6時間以下、あるいは9時間以上という小学校6年生はテストの正答率の低さが目立っていました。睡眠の浅さも正当率に関係していました。

また、福岡教育大学の横教授がおこなった、小学校4年生から6年生を対象にした、学力と就寝時間との関係の調査でも、成績の上位者の子どもの50%は夜9時半までに就寝していたことがわかりました。それに対して、夜10時半以降に寝ている子どもには成績上位者は一人もいなかったのです。

学習には、適切な睡眠時間が必要であり、睡眠習慣がきちんとしていることが大切です。

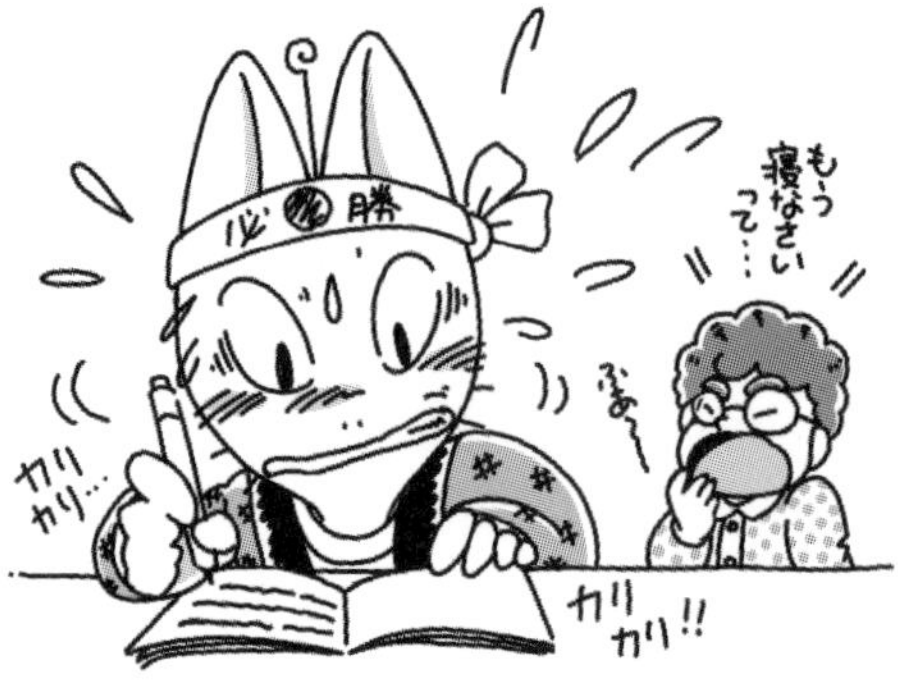

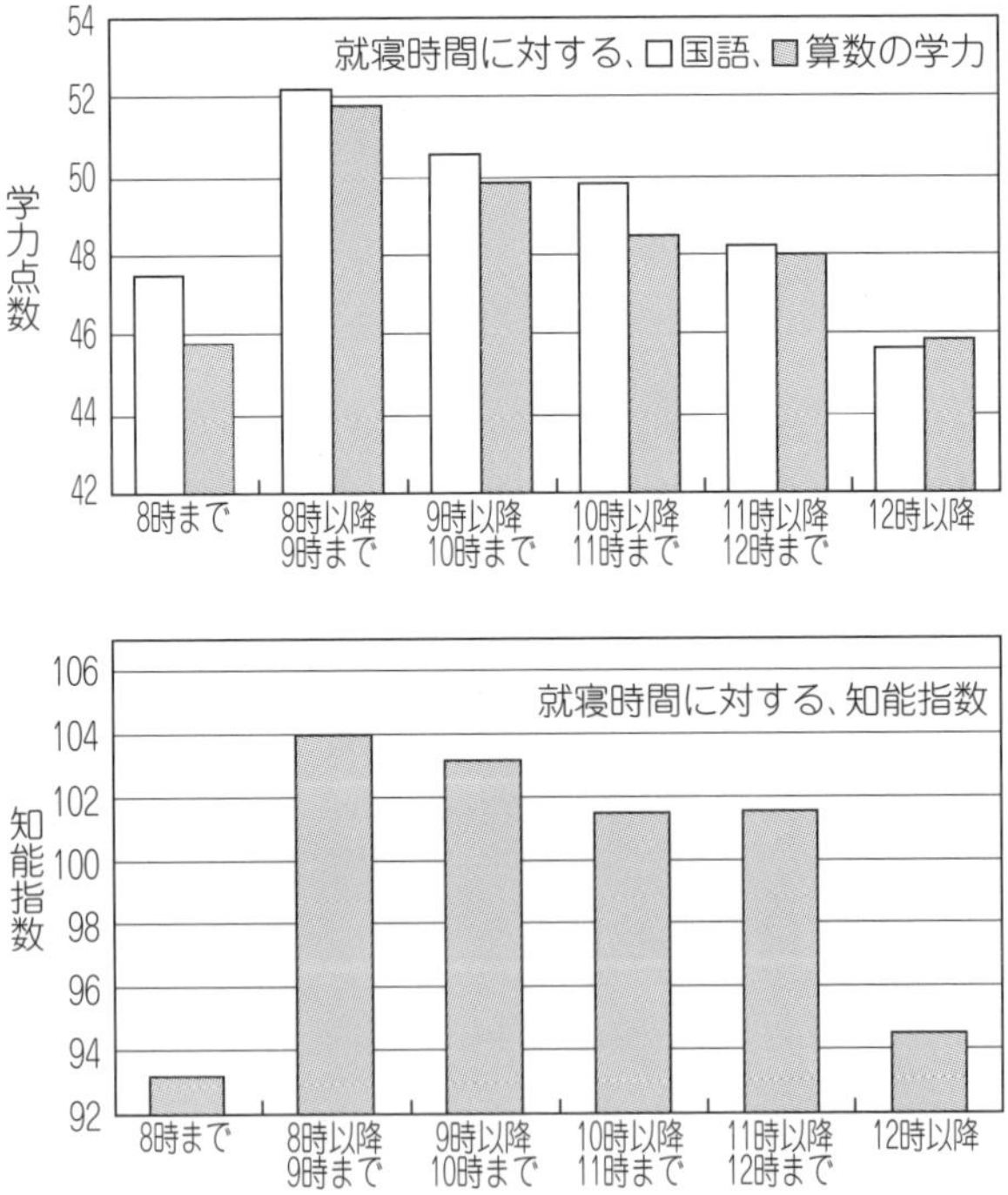

図30　就寝時間と学力点数・知能指数の関係
（出典：江澤正思・陰山英男著『学力は１年で伸びる』朝日新聞出版）

成績アップのカギは睡眠にあり

★記憶を固定させる睡眠

試験前に、眠らずに必死に一夜漬けや徹夜をする。これは、睡眠学の見地からすれば、とても非効率的な学習方法なのです。まったく何も勉強をしていなかったのなら、しないよりはましかもしれませんが、きちんと睡眠をとって翌朝復習をするほうがはるかに効率的です。

勉強やトレーニングをした後に眠ると、他の刺激が邪魔をしないため記憶や技能が脳内にしっかり整理・固定しやすいと推測されます。目が覚めている時間が長いと五感へのさまざまな刺激、新しい情報によって、記憶がごちゃごちゃになったり、忘れたりするからだろうと考えられます。

睡眠と学習に関する実験

心理学者が睡眠についておこなった実験も大変興味深いものです。

夜中に被験者に10個の無意味な語句を覚えさせた後に睡眠を取らせます。その後、一定の時間ごとに被験者を起こし、語句をいくつ覚えていたか調査しました。同じ実験を日中にもおこない、今度は眠らせずに一定の時間ごとに語句をいくつ覚えていたか確認をしました。

睡眠を取らせたグループは、最初の2時間で覚えていたのは約50%、その後時間がたってもほとんど変わらず約50%でした。睡眠を取らずにいたグループは、時間の経過とともに記憶は薄れ、8時間後には覚えていたのは約10%だけでした。

★成績を上げる眠り方

睡眠を削って勉強をするのは、脳の働きから考えると決して効率の良い勉強方法ではありません。

学習効果を上げるには、覚えたことを忘れないように余分な刺激が入る前に床について睡眠をしっかり取るようにすることです。しかし、睡眠時間をむやみに増やすだけでは、正しい睡眠のリズムがかえって乱れてしまい、睡眠の質が低下してしまいます。一定のきちんとした睡眠習慣を続けて質の良い睡眠をとっていれば、同じ勉強時間であっても学習効率が上がると考えられます。

一番効果的なのは、毎晩一定の勉強をしてきちんと睡眠を取り、朝早起きをして前の晩に勉強したことを復習をすることです。睡眠を間にはさむことによって、より記憶の定着が期待できます。

★幼児期の高次脳機能への影響

睡眠は、学齢期だけに大切なのではありません。

乳幼児期には、脳そのものの発達や神経細胞ネットワーク構築がうながされています。睡眠中の記憶や感情の整理、固定といった作業や、脳内分泌物による情緒の安定など、規則正しい質の良い睡眠がもたらしているものは大きいのです。

睡眠リズムの悪い子どもは、感情・感覚・記憶・動作など、特定対象の認知に関わりの深い高次脳機能にも影響が出ることがあります。図27（75ページ）で取り上げたように、三角形をうまく描けないなど、空間認知機能に問題が起きたりする可能性があります。

たかが睡眠とあなどることはできません。

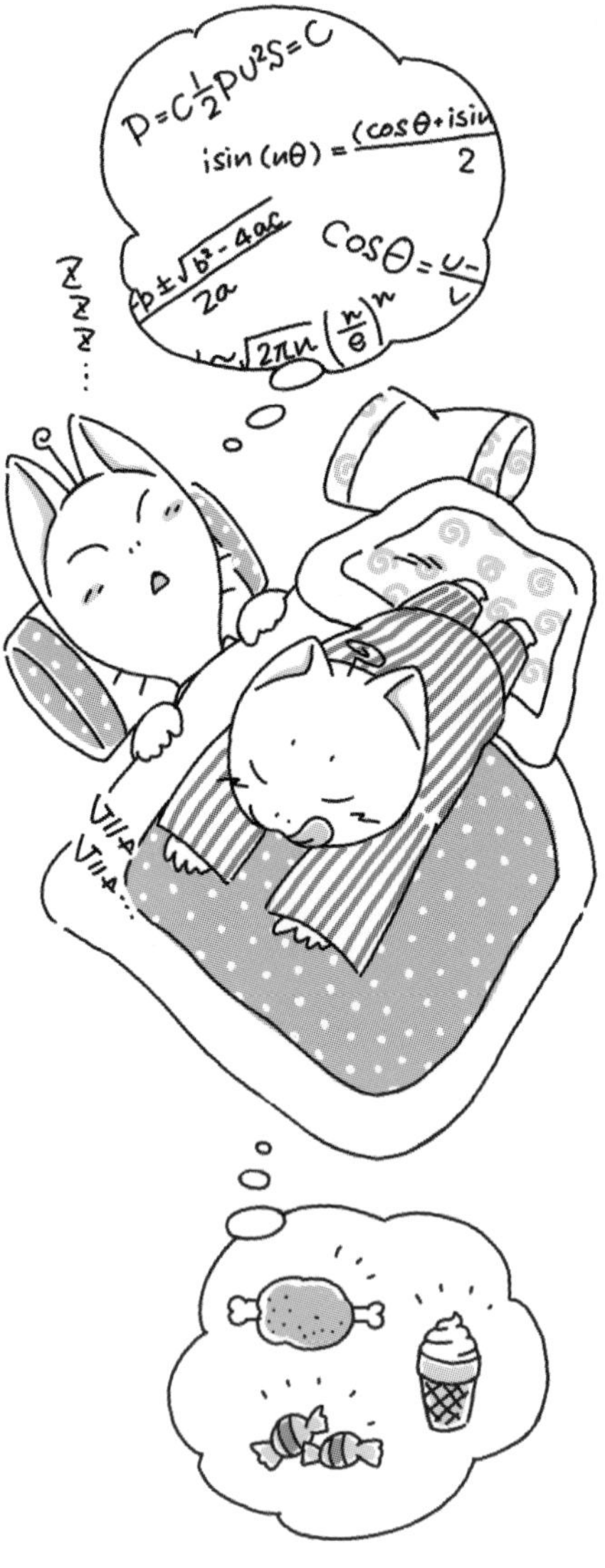

熟睡感をもたらすテクニック

睡眠時間をしっかり確保することで、それが成績向上につながることはご理解いただけたと思います。では、さらに欲張って、より睡眠の質をあげて、熟睡感を得るためには、子ども達の日常でどのようなことに気を配ればよいのでしょうか。

★短い昼寝でリフレッシュ

人間の1日の眠気の曲線には2つの山があることはお話ししましたね（第2章・図2・16ページ）。一番大きな山が夜の午前2～4時です。次に大きな山が日中の午後2時～4時にあります。

睡眠不足や、何かに集中して脳がオーバーヒートをした時には頭を休めようと眠くなります。このように脳が休みたがっている時に無理に勉強をしても効率は上がりません。

どうしても眠くて我慢できない時は、20分程度の短い仮眠を取った方が、その後にすっきりとして勉強をすることができます。仮眠によって脳の疲労が解消され、リフレッシュできるからです。

ただし、時間は20～30分程度にとどめ、それ以上長くとらないようにしてください。さらに深く寝入ると今度は目覚めにくくなり、目覚めた後にボンヤリとしてしまいます。そうならないためにも仮眠の際はベッドなどに横にならないほうが良いでしょう。

昼寝をする時間帯は午後3時までにしましょう。それよりも遅い時間に長時間の昼寝をしてしまうと寝つきが悪くなり、睡眠のリズムが狂ってしまいます。

★注意したい夜遅くの飲食

身体のためには1日3食、決まった時間に規則正しく食べるのが望ましいことは4章でご紹介しましたが、夕食後に夜食が欲しくなる時間まで勉強するのは、必ずしも効率のよいことではありません。

夜の遅い時間帯に夜食を食べると、体が消化のために働き、深部体温が上昇して、よく眠れなくなってしまいます。さらに朝ご飯が食べられなくなり、午前中の活動にも影響します。どうしても食べる場合でも、油分の少ない炭水化物を中心に少量だけ食べさせるようにしましょう。

カフェインは、数時間は睡眠に影響が残るので、なるべく摂らないようにします。コーヒー、紅茶、緑茶はもちろん、チョコレートなども注意が必要です。

夕食は消化に3〜4時間かかるので、眠る時間の3〜4時間前までには食べるようにしましょう。たくさん食べ過ぎると深部体温が上昇し、体が覚醒してしまいます。腹八分目で、栄養のバランスよく食べることです。

★適度な運動や入浴でスムーズ入眠

人間の眠りのリズムと体温の変化は、朝に体温が上昇し始め、夕方から夜にピークを迎え、少しずつ体温が低下していく時に眠りに入ります。体温が上がっている夕方に、ウォーキングなどの軽い運動を30分くらいすると、その晩、熟睡しやすくなります（図29・79ページ）。

運動で一時的に上がった体温が、汗によって下げられると、体の内側の深部体温が下がって眠りやすくなるからです。適度な体の疲労も眠りに入るのを助けます。

睡眠のためには、夕食後に軽い運動をするのがもっとも効果的です。お風呂も運動と同じ効果があります。就寝する少し前に38~40度くらいのぬるめのお湯に20~30分程度の時間をかけてゆっくり入るのがポイントです。逆に寝る前に熱いお風呂に入ると、体温が下がらず、交感神経が高まって緊張や興奮状態となり、眠りに入りにくくなるので注意しましょう。

《まとめ—成績と睡眠》

●勉強したら早めに床について睡眠をしっかりとれば記憶が固定される

●寝不足になると勉強しても効果は低い

●睡眠時間は少なくとも８～10時間

●起床と就寝時間を一定にして規則正しい睡眠習慣を

●午後３時までの20分程度の昼寝でリフレッシュ

●寝る前に食べない。カフェインも控える

●夕食後の軽い運動や就寝前のぬるめのお風呂は熟睡効果あり

6章

メディアと子どもの睡眠

睡眠を削る子どもたち

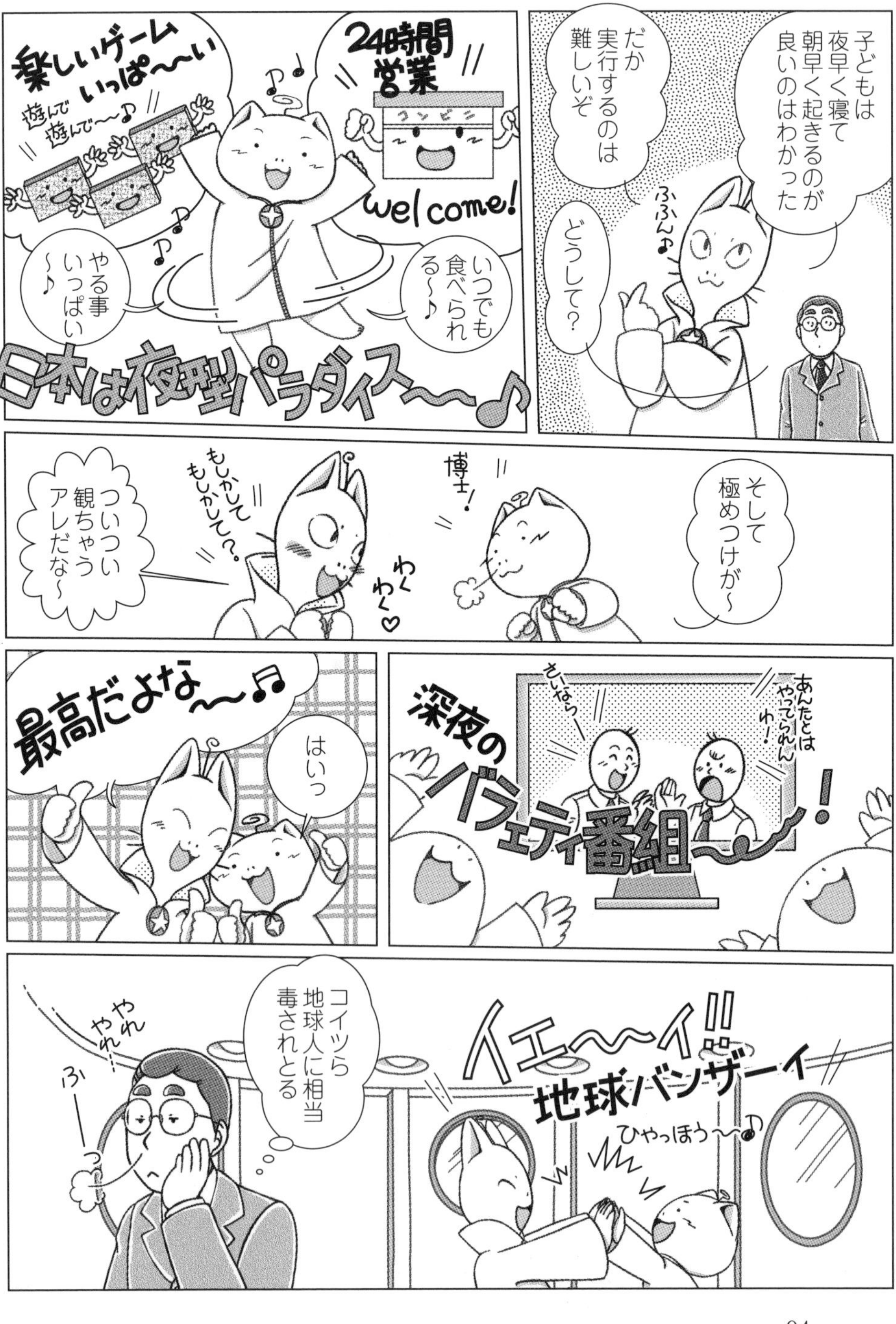

子どもは夜早く寝て朝早く起きるのが良いのはわかった
だか実行するのは難しいぞ
ふふん♪
どうして？
楽しいゲームいっぱ～～い
遊んで遊んで～～♪
24時間営業
コンビニ
welcome!
いつでも食べられる～♪
やる事いっぱい～♪
日本は夜型パラダイス～～♪
そして極めつけが～
博士！
もしかしてもしかして？
ついつい観ちゃうアレだな～
わくわく♡
深夜のバラエティ番組～！
あんたとはやってられんわ！
さいなら～
最高だよな～～♫
はいっ
イエ～イ!!
地球バンザーイ
ひゃっほう～～♪
コイツら地球人に相当毒されとる
やれやれ…
ふ——っ

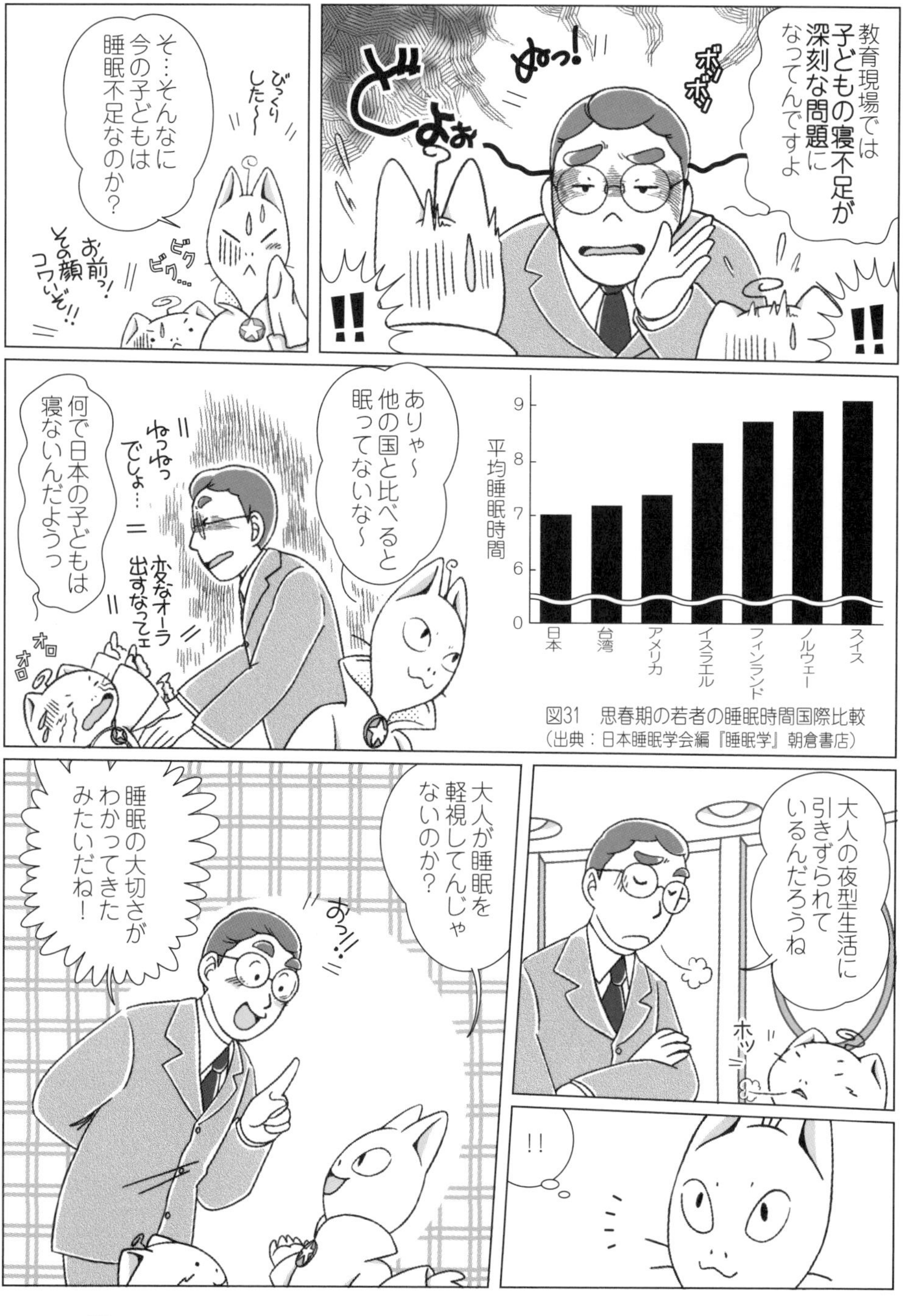

図31　思春期の若者の睡眠時間国際比較
（出典：日本睡眠学会編『睡眠学』朝倉書店）

睡眠不足の子どもの特徴は…

学校でよく叱られる
落ち着きがない
ソワソワ
忘れ物が多い
あ!

親が正しい睡眠を取らせていないケースが多い

睡眠不足がADHD傾向(多動性障害※)をひきおこすこともあるよ

…

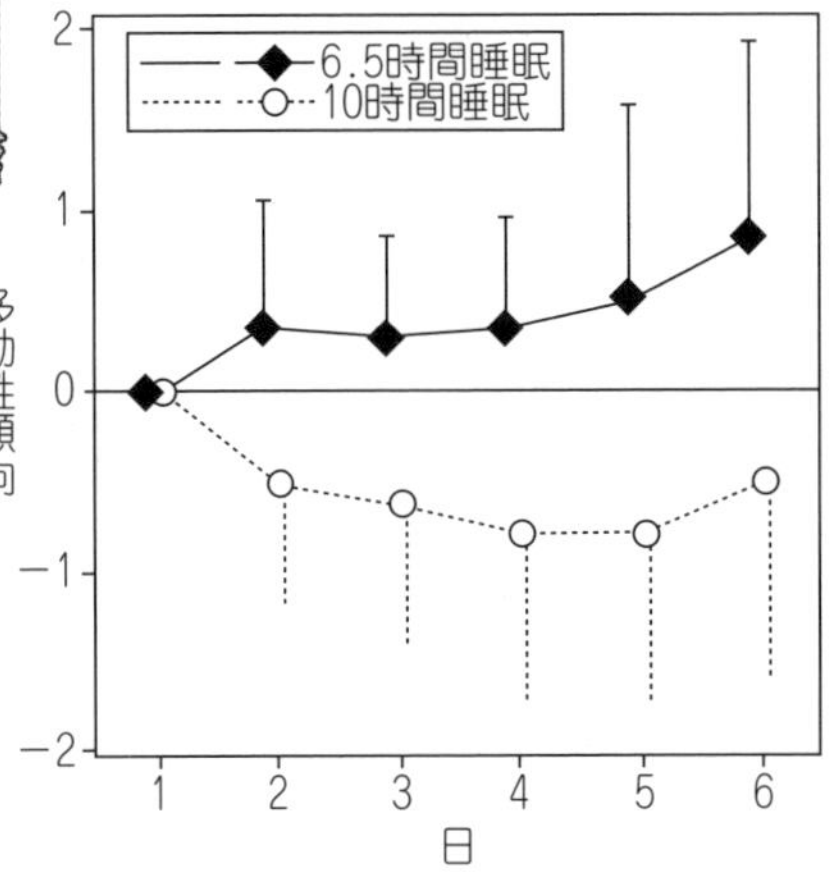
6.5時間睡眠
10時間睡眠
多動性傾向
2
1
0
−1
−2
1
2
3
4
5
6
日

図32　睡眠不足でADHDが悪化

7～13歳の18名に10時間睡眠と6.5時間睡眠を連続5日間取らせて比較すると、睡眠時間を制限したグループのADHD得点が悪化。

親が子どもの睡眠のリズムに気をつけてあげれば
解決できるんだけどなぁ…
ま!しんみりせずに元気出せ!

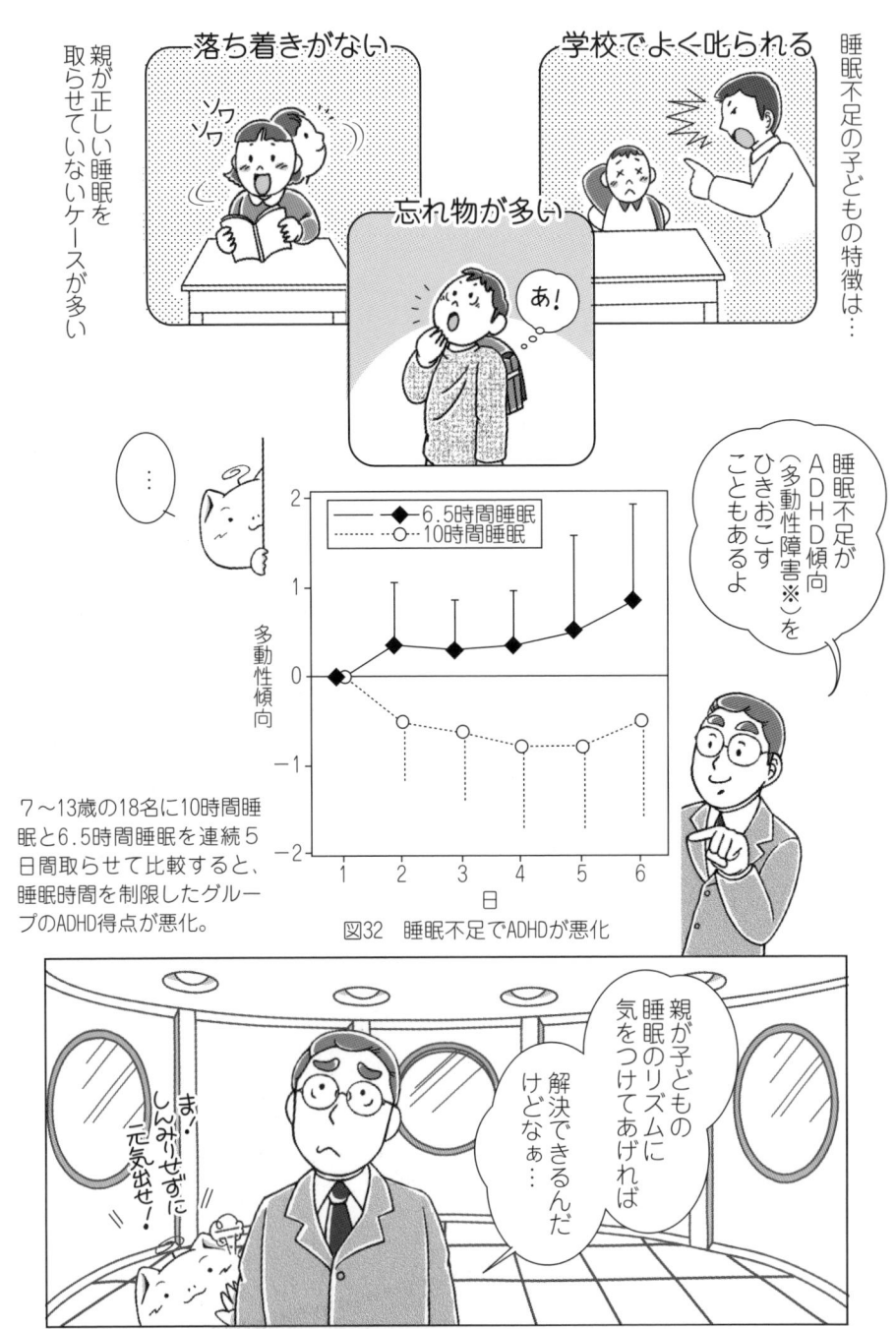

※多動性障害とは…集中困難・過活動・不注意などの症状を特徴とする発達障害

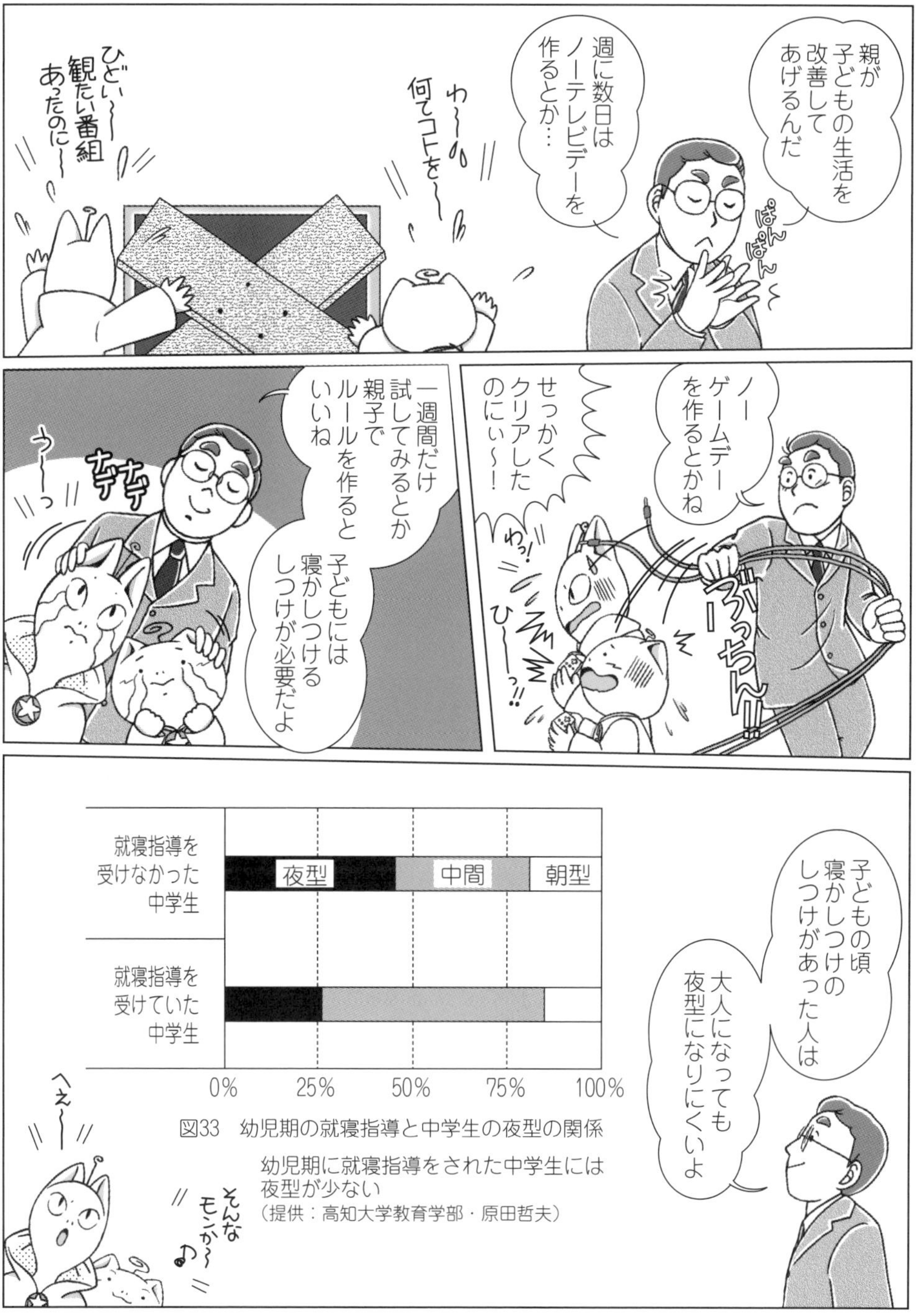

親が子どもの生活を改善してあげるんだ
ぱんぱん
週に数日はノーテレビデーを作るとか…
わ〜何てコトを〜
ひどい〜観たい番組あったのに〜
ノーゲームデーを作るとかね
ぶっちん!!
せっかくクリアしたのにぃ〜!
わっ!
ひ〜〜っ!!
一週間だけ試してみるとか親子でルールを作るといいね
子どもには寝かしつけるしつけが必要だよ
ナデナデ
う〜っ
子どもの頃寝かしつけがあった人は
大人になっても夜型になりにくいよ
就寝指導を受けなかった中学生
夜型
中間
朝型
就寝指導を受けていた中学生
0%
25%
50%
75%
100%
へえ〜
そんなモンか〜

図33　幼児期の就寝指導と中学生の夜型の関係

幼児期に就寝指導をされた中学生には夜型が少ない

（提供：高知大学教育学部・原田哲夫）

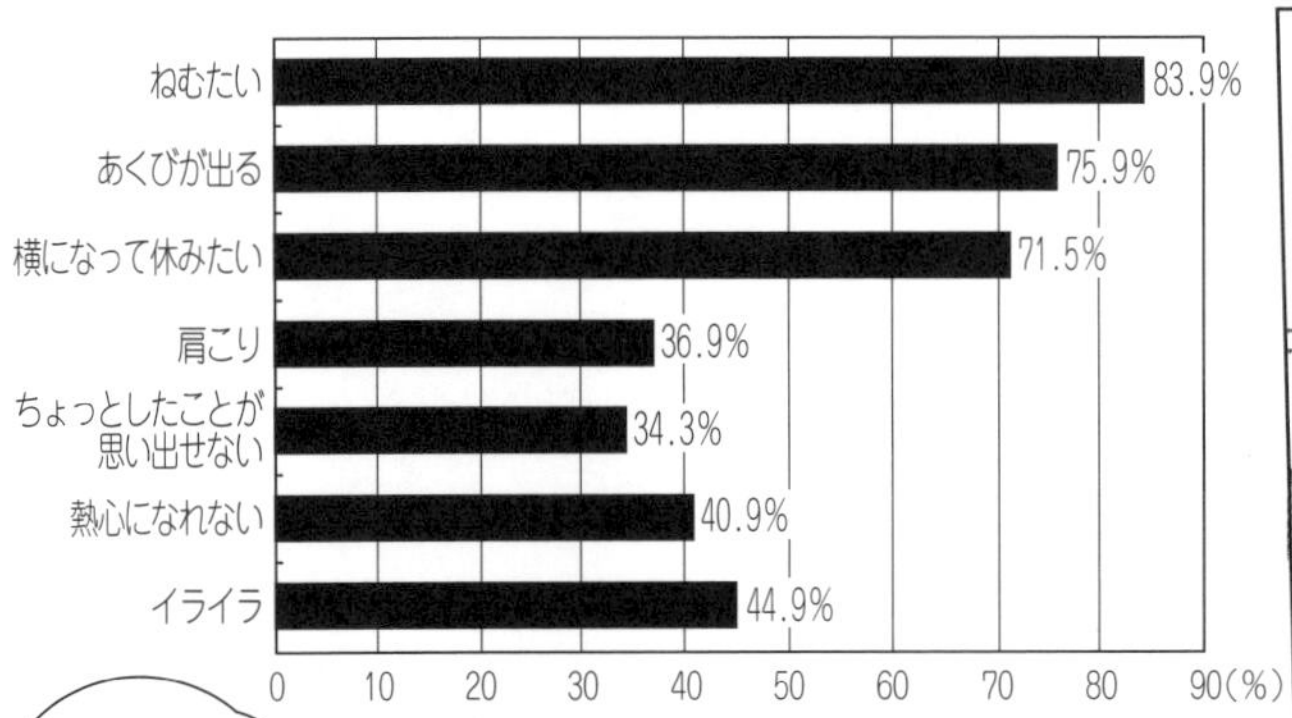
ねむたい 83.9%
あくびが出る 75.9%
横になって休みたい 71.5%
肩こり 36.9%
ちょっとしたことが思い出せない 34.3%
熱心になれない 40.9%
イライラ 44.9%
0 10 20 30 40 50 60 70 80 90(%)

図34　中学生のアンケート結果
(2007年湘南市)

子ども達にも体調不良の自覚はあるんだよ

中学生で肩こりか～
これじゃまるで中高年のアンケートみたい
思春期は難しい時期だけど
ぽりぽり
生活改善は早いほど良いんだけどなぁ
!?
何だ何だ!!
パラパ パラパ～
パラリラ パラリラー
でも俺達
ちょー夜ふかし好きなんですけどー
ですけどー
あんた達はまたか～
バタッ
夜露死苦
ビシッ!
決まったZe!
海までとばすゼッ!!
イエ～～～ィ
それはちょっと思春期の問題が違う!
こらこらっ!!

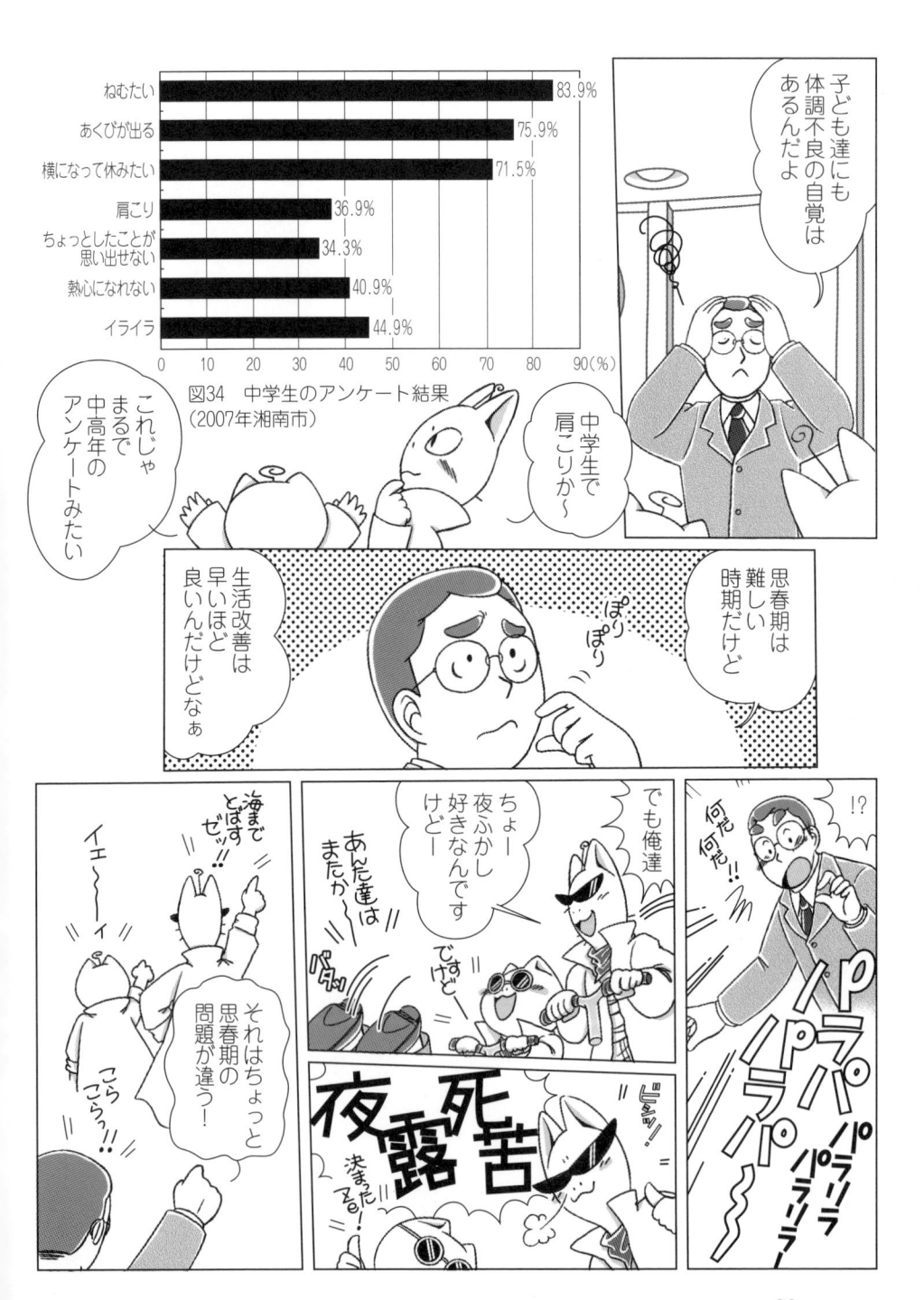

世界一眠らない日本の子ども

★睡眠不足の子どもたち

日本人の睡眠は、世界の他の国と比べて大変短くなっています。他の国が平均8時間以上なのに、日本の平均睡眠時間は7時間ちょっと。

日本人の平均睡眠時間は、１９６０年には平均8時間以上あったのですが、２００５年には7時間22分と減少しています。

夜10時に眠りについている人は、１９６０年には60％以上いたのですが、２００５年には24％になってしまいました。

大人だけではなく、日本の思春期の若者の睡眠

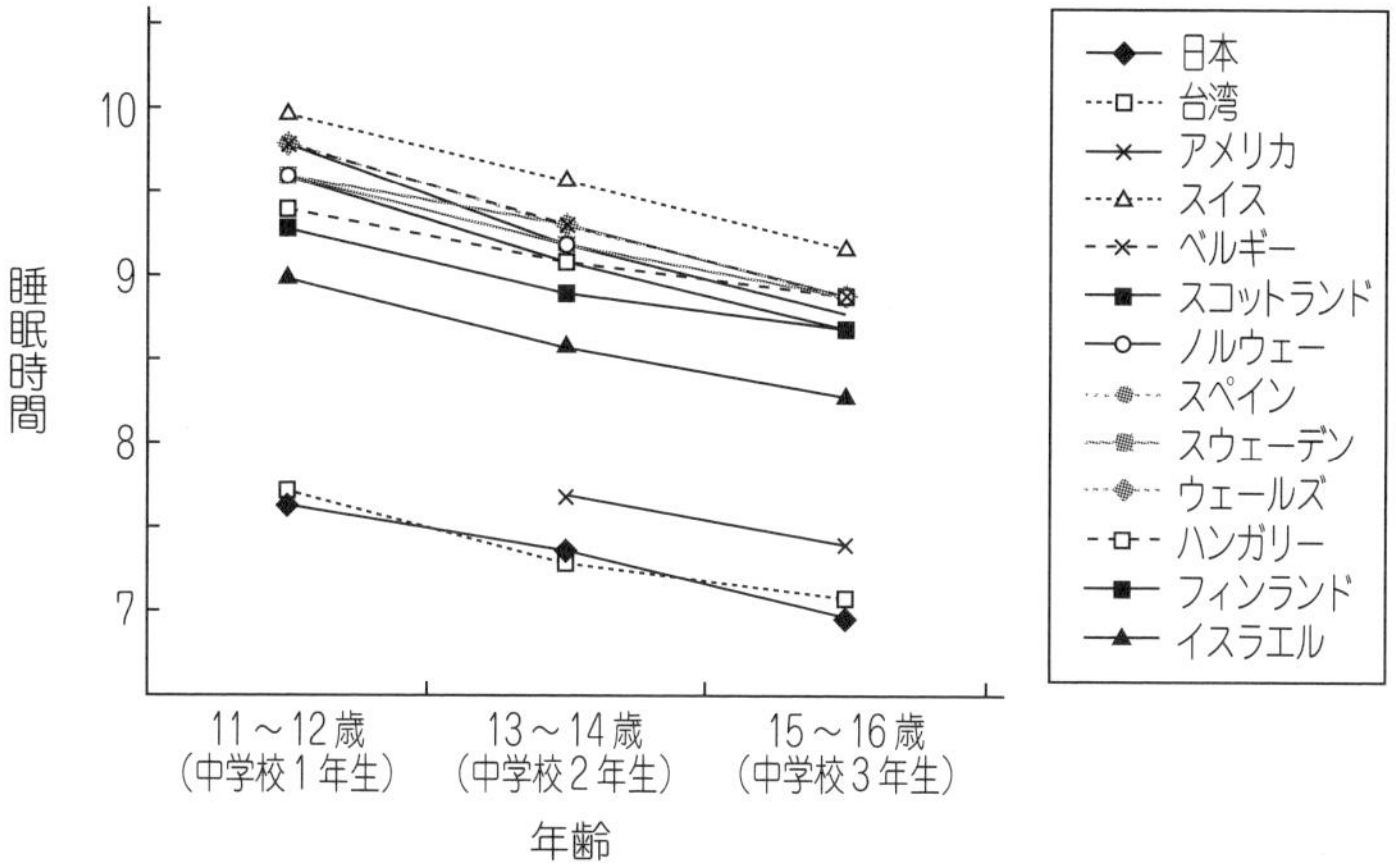

図35　各国における思春期の若者の平均睡眠時間
（『睡眠学』じほう、2003 年 182 ページより引用）

時間も世界で一番低い水準です（図35）。

小学生、中学生、高校生と年代が上がるにつれて、睡眠不足を感じている子供の数が増加。実に高校生の70％以上が睡眠不足を感じているという結果になっています（図36）。また、小学校高学年を対象にした調査では、イギリス、フランスでは半数以上の子どもが10時間以上寝ていますが、日本では10時間以上寝ている子どもは44％しかいませんでした。

中学1年生から高校3年生対象の調査でも、睡眠時間が6時間よりも少ない子どもの割合は高校3年生になると半数近くになります（図37・101ページ）。

幼稚園児や小学生でも、朝に「だるい」「眠い」と言っている子どもはたくさんいます。小学

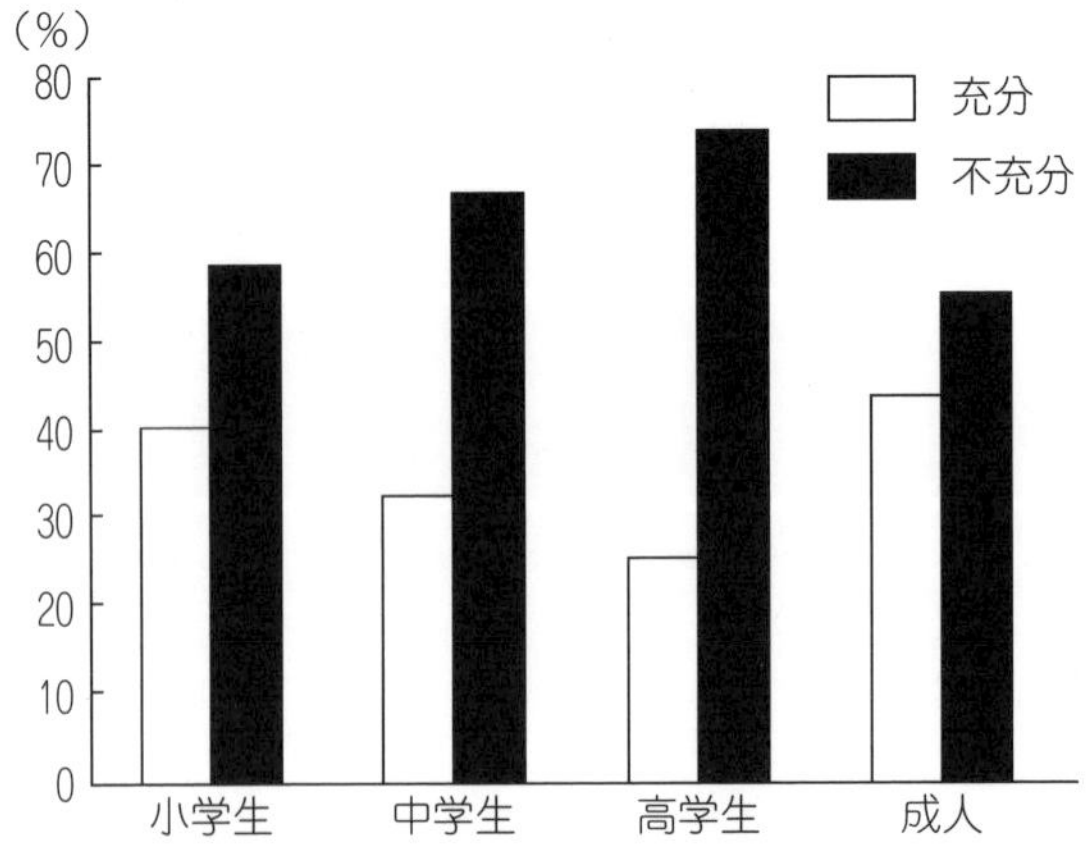

図36　睡眠が充分だと感じているかアンケート調査結果
（提供：ノートルダム女子大学人間生活学部、石原金由氏）

生から疲労感や体調不良、気力の減退などを感じはじめ、高校生が最も疲労感を感じているという調査もあります。

子ども達の睡眠事情はかなり深刻なレベルにあります。あなたのお子さんは「つかれた」「ねむい」「横になりたい」としょっちゅう言っていませんか？

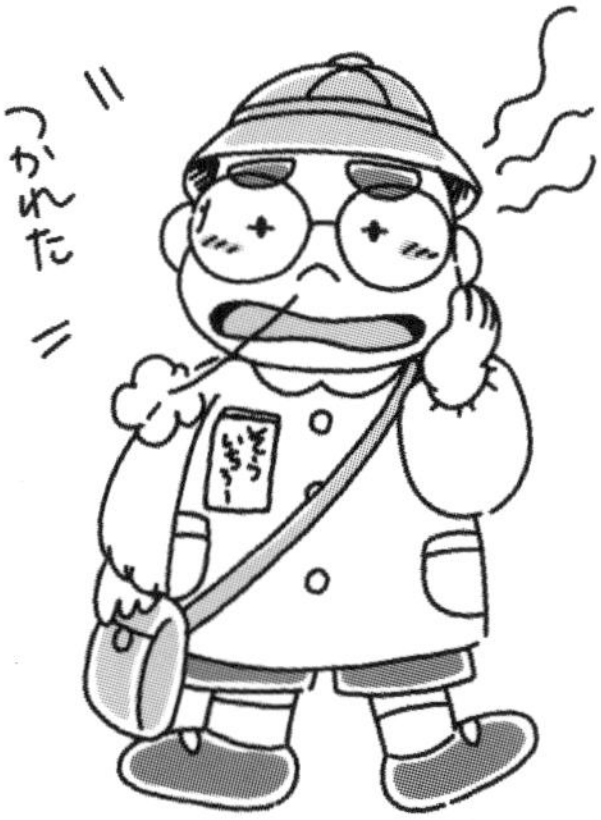

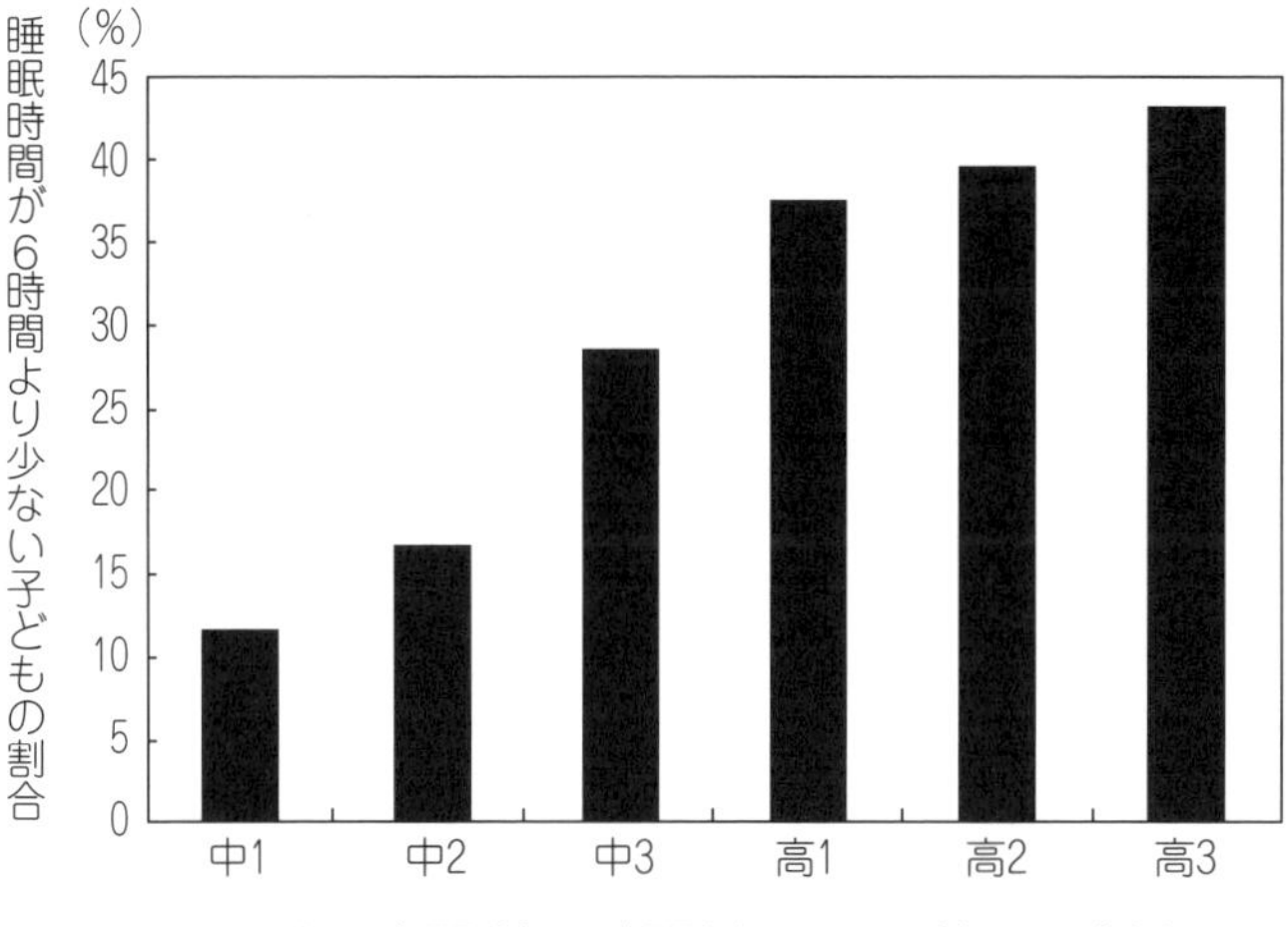

図37　睡眠時間が6時間以下の子どもの割合
(Ohida T. et al., Sleep 27: 978-985, 2004)

睡眠不足のさまざまな影響

★心と体を蝕む睡眠不足

睡眠不足は、育ち盛りの子どもの場合、体や脳の成長を阻害したり、精神状態を不安定にさせるなど、大人の睡眠不足よりも影響は深刻です。

今問題になっている、キレやすい子ども、やる気のない子どもも、睡眠不足と関係があるのです。

1．体と脳の成長が充分でなくなる

成長ホルモンは脳下垂体から分泌されますが、寝入りばなの深いノンレム睡眠時に集中して分泌されます。このホルモンは発育期の子どもでは体の発育を助ける働きをしています。睡眠不足により成長ホルモンの分泌が抑えられると、体や脳が充分に発達しない可能性があります。

2．怒りっぽく無気力で精神的に不安定になる

最近、怒りっぽく暴力的だったり、不機嫌でイライラとキレやすい子どもが増加していますが、これも睡眠不足や夜型生活の影響が大きいと考えられます（図38）。睡眠が不足すると体も脳も疲れが取れず、無気力になって感情のコントロールがしにくくなります。キレやすい子どもほど、夜型で眠りの途中で目が覚めやすく、学校での居眠りが多いというデータがあります。

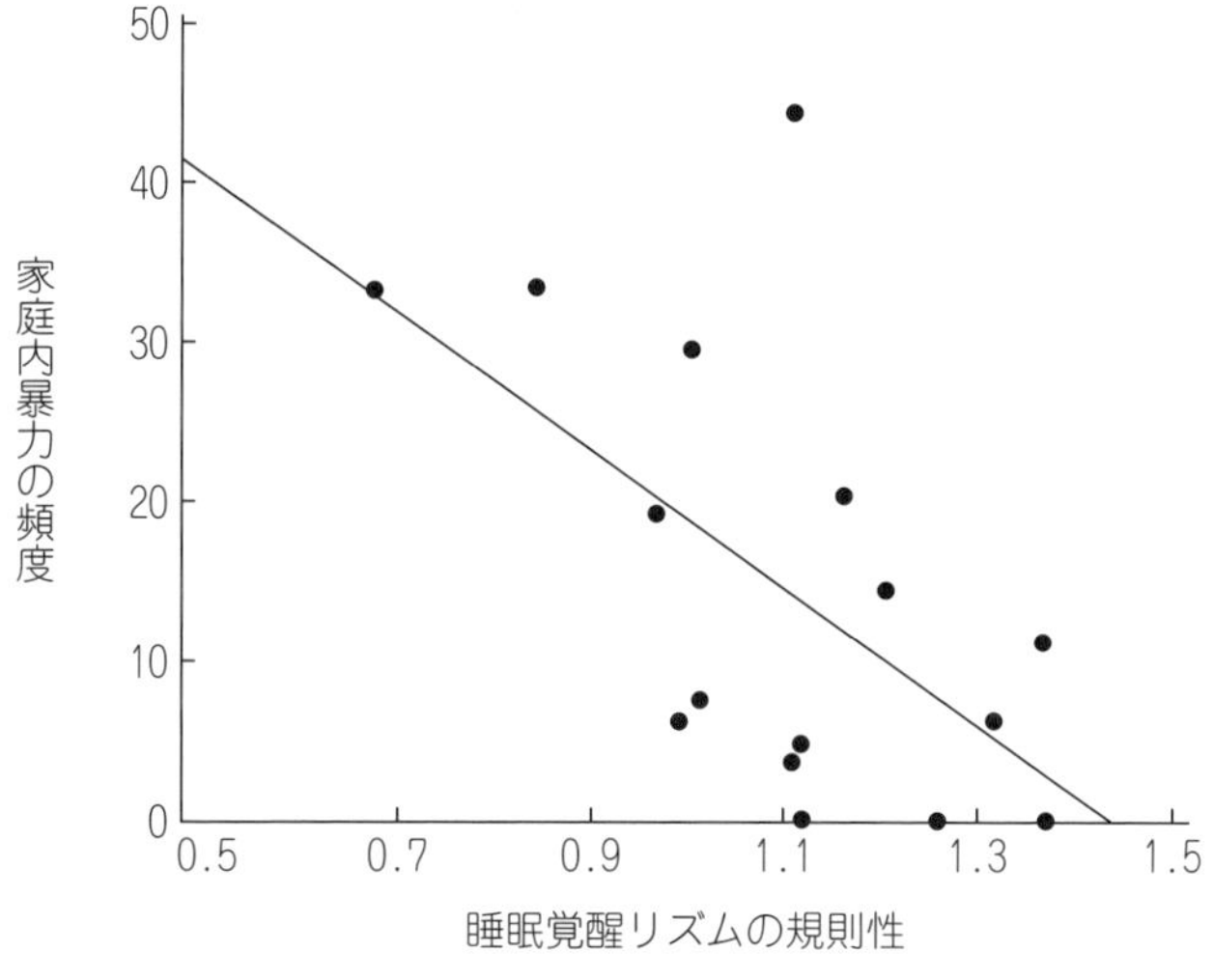

図38　睡眠リズムの規則性と家庭内暴力の頻度

横軸の睡眠覚醒リズムの規則性が高いほど家庭内暴力の頻度は低くなり、逆に規則性が低いほど家庭内暴力の頻度が高い。

3．性ホルモン分泌が乱れ早熟になる

メラトニンは6〜7歳が分泌のピークで、16歳頃から減少してきます。メラトニンは性腺刺激機能を抑制していますが、夜型の生活や夜の明るい光の影響でメラトニンの分泌が少なくなると早熟になる可能性があります。女子の生理が低年齢化しているのも、夜型社会の影響が強いのではないかと推測している人もいます。

4．肥満になりやすい

睡眠不足は肥満につながります。富山大学の10年間の追跡調査では、3歳時に睡眠時間が9時間以下だった子どもは、11時間以上だった子どもと比べて、10年後に1.6倍肥満になっていることがわかりました（図39）。

睡眠不足は、食欲を抑制するホルモン「レプチン」の分泌量を抑制し、食欲を亢進するホルモン「グレリン」

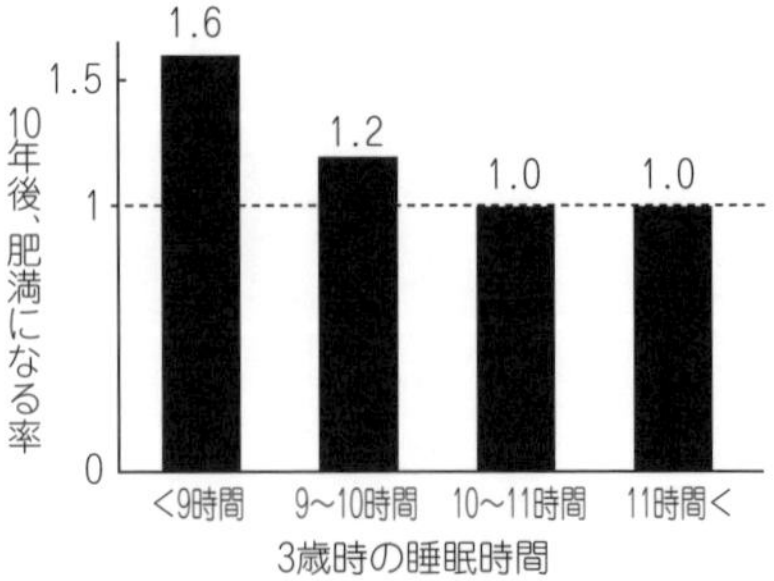

図39　3歳児の睡眠時間と肥満の関係
（提供：富山大学医学部、関根道和氏）

の濃度を高くすることが明らかになっています。また、夜遅くまで起きていると、お腹がすいて夜食を摂ることで、さらに太りやすくなります。子どもの頃の肥満は、大人になってからの成人病のリスクを高めます。

5．大人になっても睡眠習慣が乱れがちになる

子どもの頃の睡眠習慣は、成長しても睡眠習慣として残る確率が高く、小さい子どもの頃から、きちんとした睡眠のリズムを作ることが大切です。

不登校を起こしている子どもたちは、生活のリズムが狂いがちです。お昼近くの遅い時間に目覚めるので、夜は眠れなくなり夜中や明け方まで起きていることが多くなります。そのため「睡眠相後退症候群」と呼ばれる病気になることがあります。

これは、本来の体内時計と、実際の行動の時計がズレてしまう「内的脱同調」と呼ばれる状態で、精神的不安定や気分の落ち込みを起こすことがわかっています。

成長に重要な思春期までの睡眠は、取り方しだいで子どもの体に良い影響も与えれば、大きなダメージを与えることにもなります。

睡眠を蝕むＶＤＴとは

★生活をとりまく多様なＶＤＴ

なぜこれほどまでに現代の子どもたちは眠らなくなってしまったのでしょうか。それは子どもを取り巻くさまざまなメディア環境に一因があります。今やなくてはならないコミュニケーションツールとなった携帯電話、24時間のテレビ番組、そしてパソコンや多種多様の家庭用ゲーム機など、生活のあらゆるシーンでディスプレイ画面ＶＤＴ「Visual Display Terminal」を目にしないことはありません。

さて、お子さんは夜にどのくらいこうしたＶＤＴを眺めているでしょうか。ここ数日のお子さんの行動を振り返ってみてください。

テレビ番組を見た後に、お気に入りのＤＶＤを何度も見たり、携帯用ゲームを続けている小学生のお子さん。深夜のテレビ番組を見たり自室にこもってインターネットをしたり、携帯メールに夢中になっている中高生たち。

ＶＤＴを夜間に長くみていたり、その部屋が明るかったりすると、メラトニンの分泌を減らし眠りにつきにくくします。携帯電話やパソコンは、画面を見るだけでなく、作業も伴うわけですから、物理的にも当然、睡眠時間は短くなります。

ＶＤＴを長時間見続けていると、気持ちが落ち込んだり、キレる頻度が多いという報告もあります。実際にＶＤＴ症候群という病気もあり、目の疲れや充血、ドライアイ、視力低下、首や肩のこり、腰痛、手指の痺れなどの肉体的な症状に加え、イライラや不安感の増加、抑うつ症状や睡眠障害などを引き起こします。

ＶＤＴ使用の限度は中学生で1日2時間まで、小学生で1日1時間までで、それ以上は影響があると報告されています。

★ゲームに夢中の子どもたち

ある小学校の調査では毎日ＴＶゲームをする子どもは全体の24％でした。1週間に2日か3日するという子どもは34％、土・日だけするという子どもは9％です。ＴＶゲームをしない子どもは31％でした。

子どもは大好きなＴＶゲームをするために睡眠や勉強時間を削ったりします。ゲームの時間や回数を制限しているご家庭は多いと思いますが、親子で話し合って、ルールはしっかり作ったほうがよいですね。

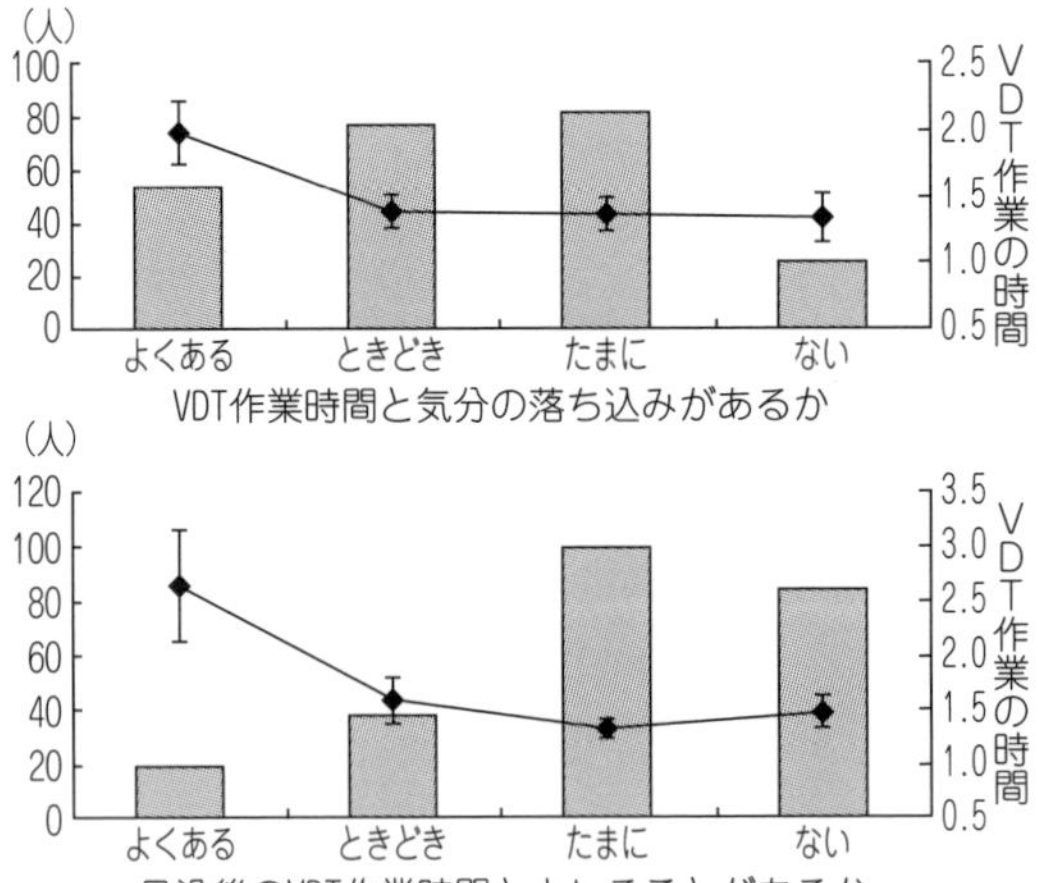

図40　中学生のＶＤＴ作業時間と精神衛生

棒グラフは「気分の落ち込み」や「キレることがある」人数を、折れ線グラフはＶＤＴ作業の時間を表している。どちらのグラフも一番左のＶＤＴ作業の時間が多い中学生ほど「落ち込み」や「キレること」がよくあると回答している。

★携帯電話に依存する女子学生

１９８８年頃までの調査では、中学生から大学生・専門学校生まで、男性よりも女性の方がはっきりと朝型傾向を示していました。ところが、２０００年の調査では、男女による朝型夜型の違いはまったく見られなくなりました。

その原因のひとつに携帯電話の普及があげられています。携帯電話でのやり取りに時間をさいているため夜型になり、睡眠時間が短くなっていると考えられています。なかでも女子中学生の夜型・睡眠不足が増加しています。

中学生の携帯電話の使用状況と生活リズムについて調べた結果によると、携帯電話の利用時間のピークは、男子が18～21時、女子は21～24時と、男子よりも遅い時間帯が利用のピークになっていました。

利用時間の長さについても、男子より女子の方が遅い時間に長時間利用することがわかりました。

中学生や高校生の女子にとって、携帯電話は仲間とつながる大切なツールになっていますが、そうしたつながりに依存している状況は大きな問題です。

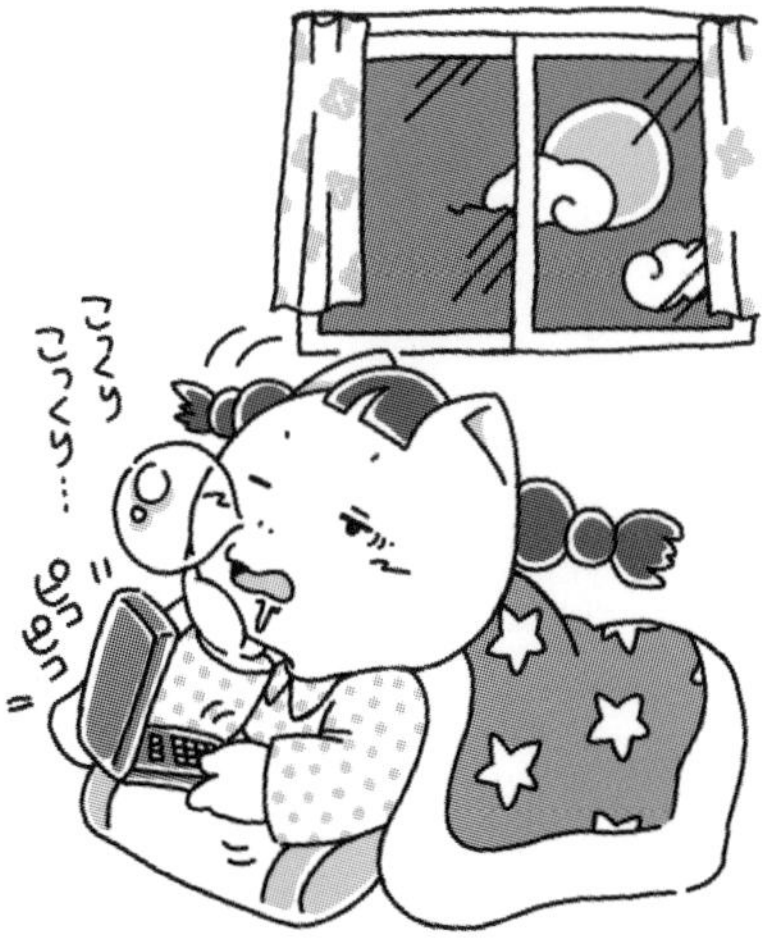

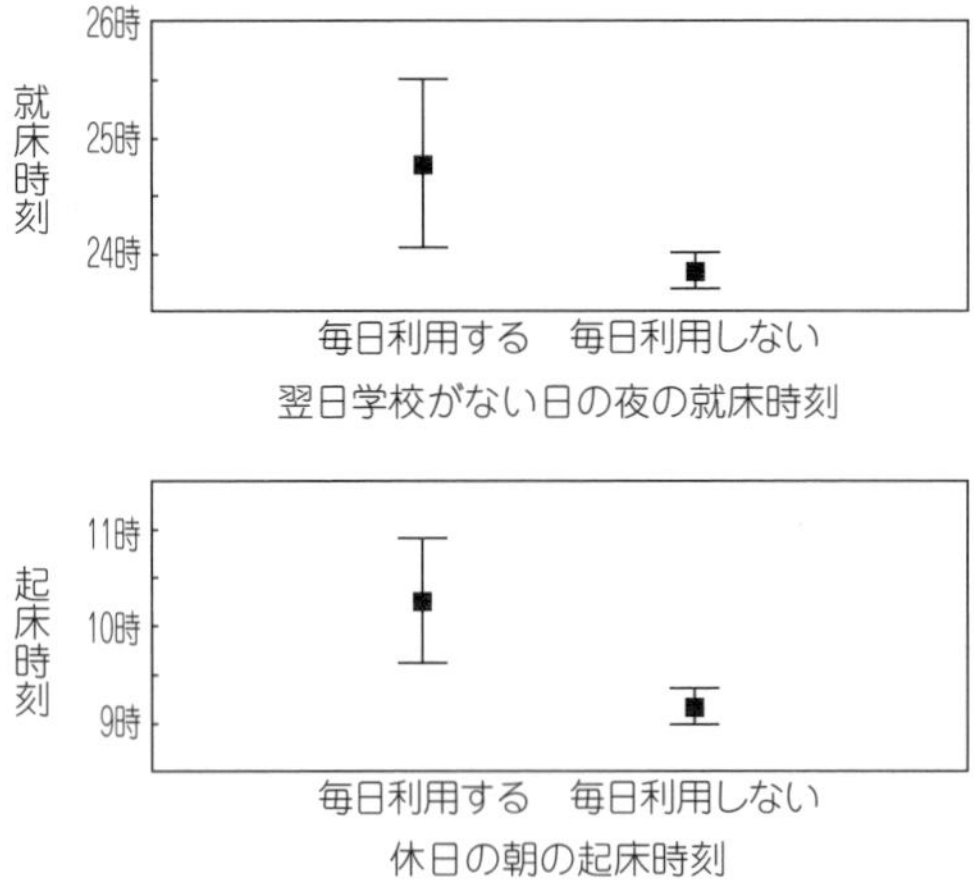

図41　中学生の携帯電話利用時間と睡眠の関係

線は就床時間や起床時間の分布範囲を示し、■はその平均値を示している。携帯電話を毎日利用する中学生ほど、就床時間も起床時間も遅くなっていることがわかる。

子どもの睡眠改善のために

★親が正しい生活リズムへ導く

夜の居酒屋などで、小さな子どもの姿をよく見かけます。子どもを連れていくという気持ちはわかります。しかし、子どもの成長や将来の生活リズムなどを考えると、あまりおすすめできません。

小さいお子さんは、少なくとも夜の9時から10時くらいまでには床についていたいものです。大人が7時間睡眠で平気でも、子どもは10時間以上の睡眠が必要です。

0歳から8歳までの子どもに対しておこなう睡眠改善の指導は、大変効果的です。小さい子どもは、自分で生活のリズムを作ったり、食事や睡眠環境などを整えることはできません。周囲の大人がそうしたリズムや環境を作ることが大切なのです。

★小学校低学年までの子どものために

「朝の忙しい時間帯には、なるべく子どもが起きないようにする」というお母さんがいました。遅い時間に起きた子どもは不機嫌でぼんやりとしていて、外に連れていってもあまり遊びません。夕方になると元気になり、夜遅くまで大人と一緒に起きています。

小さな子どもを持つお母さんたちに睡眠知識の勉強をしてもらったところ、「子どもの機嫌がよくなった」「育てやすくなった」という声がたくさん聞かれました。「早寝、早起き、朝ご飯」、太陽の光を浴びることを実行してもらっただけなのに、朝目覚めてもグズることが少なくなり、昼間は外で元気に遊び、ご飯もしっかり食べて、夜の早い時間には床につき、ぐっすり朝まで眠ります。お母さんによっては、夜の自分だけの時間が2時間も増える人もいるわけです。子どももご機嫌、お母さんもご機嫌。お母さんがご機嫌だと、子どももさらに安定してくるという良い循環になります。

小さな子どもたちの睡眠が足りているかどうかは、次のような点を見てください。

〈良い眠りの3条件〉

◆すぐ眠る（寝入るまでの時間が短い）

◆ぐっすり眠る（途中で起きない）

◆すっきり目覚める（目が覚めてから布団から出る時間が短い）

こんなふうに眠れた時が、その子にとって十分な睡眠がとれているといえる時です。

★思春期の子どものために

思春期の子どもたちは、大人が何かを押しつけると反発することもあります。「なぜ夜ふかしがいけないのか」「なぜ夜に強い光やディスプレイの光を見るといけないのか」、きちんと理由を話したうえで、たとえば次のようなルールをご家族で決めてはいかがでしょうか。

◆しっかり眠って毎朝ちゃんと朝日を浴びよう
◆朝食はしっかり摂ろう
◆昼間は外に出よう
◆夜のコンビニや明るい場所には行かないようにしよう
◆夜10時以降のTVは避けよう
◆ノーTVデー、ノーゲームデーを作ろう
◆携帯電話やパソコンの夜の使用を減らそう

子どもたちの睡眠不足や睡眠習慣の乱れは、さらに加速しています。これが子どもたちの心や体にどういう影響を与えるのか、現在わかっている部分もありますが、もっと大人になった時にどうなっていくのか、予測がつかないところがあります。

これからの社会を支えていくべき子どもたち。その明るい未来のためにも、人間の基本的な本能・機能である睡眠をもっと見直していく必要があります。

《まとめ—メディアと睡眠》

- 日本の子どもたちは世界一睡眠時間が短い
- 子どもたちは疲労感や体調不良、気力の減退などを感じている
- 睡眠不足は体や心にさまざまな悪影響を与える
- 携帯電話やパソコンなどのＶＤＴは睡眠不足の要因の一つである
- ＶＤＴを夜眺めているだけで、睡眠を妨げる
- １日のＶＤＴ使用は中学生で２時間まで、小学生で１時間までに
- 小さな子どものパソコン、ゲーム、携帯電話などの使用ルールは一方的に押しつけるのではなく、話し合って決める

7章

子どもの睡眠呼吸障害

いびきに潜む黄色信号

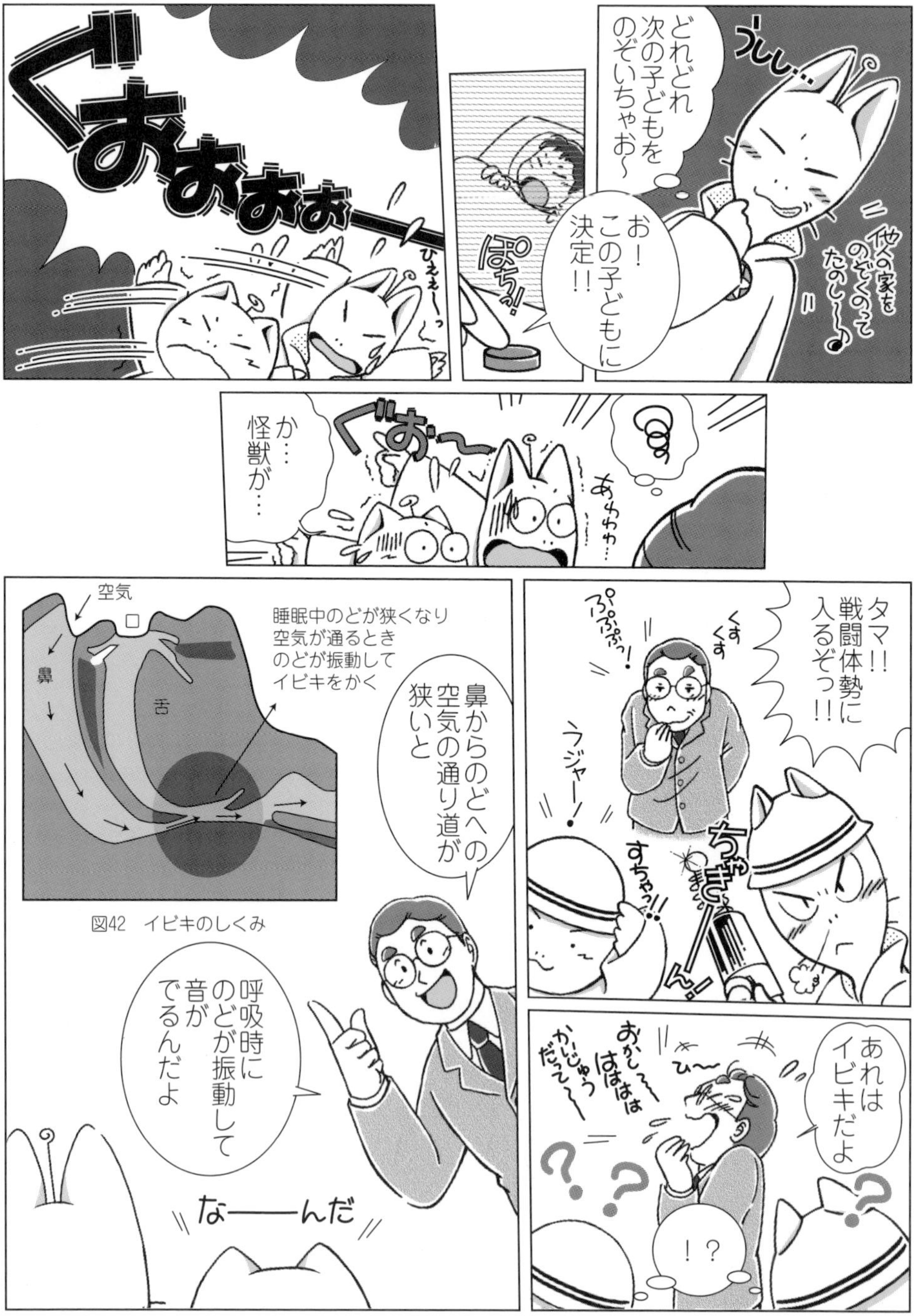
うしし…
どれどれ次の子どもをのぞいちゃお～
他人の家をのぞくのってたのし～♪
お！この子どもに決定!!
ぽちっ!
ぐおおおおー
ひえぇ～っ
か…怪獣が…
ぐお～
あわわわ…
タマ!!戦闘体勢に入るぞっ!!
ぷぷぷっ!
くすくす
ラジャー!
すちゃっ!!
ちゅぎーん!
空気
口
鼻
舌
睡眠中のどが狭くなり空気が通るときのどが振動してイビキをかく
鼻からのどへの空気の通り道が狭いと
呼吸時にのどが振動して音がでるんだよ
な――んだ
あれはイビキだよ
ひ～
おかし～
はははは
かいじゅうだって～
!?
図42　イビキのしくみ

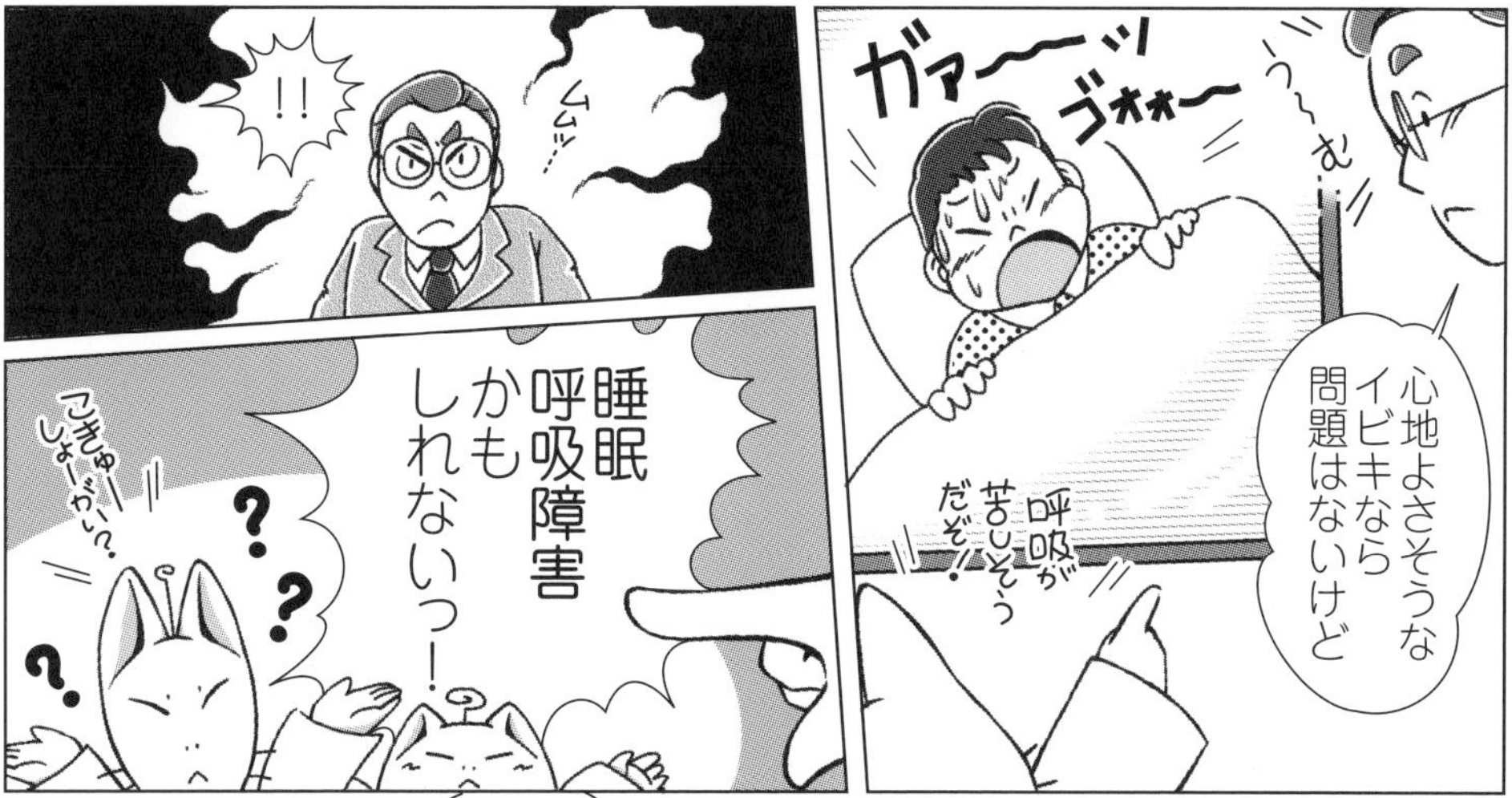
ガァ〜〜ッ
ゴォォ〜
う〜む
心地よさそうなイビキなら問題はないけど
呼吸が苦しそうだぞ!
ムムッ…
!!
睡眠呼吸障害かもしれないっ!
こきゅしょーがい?

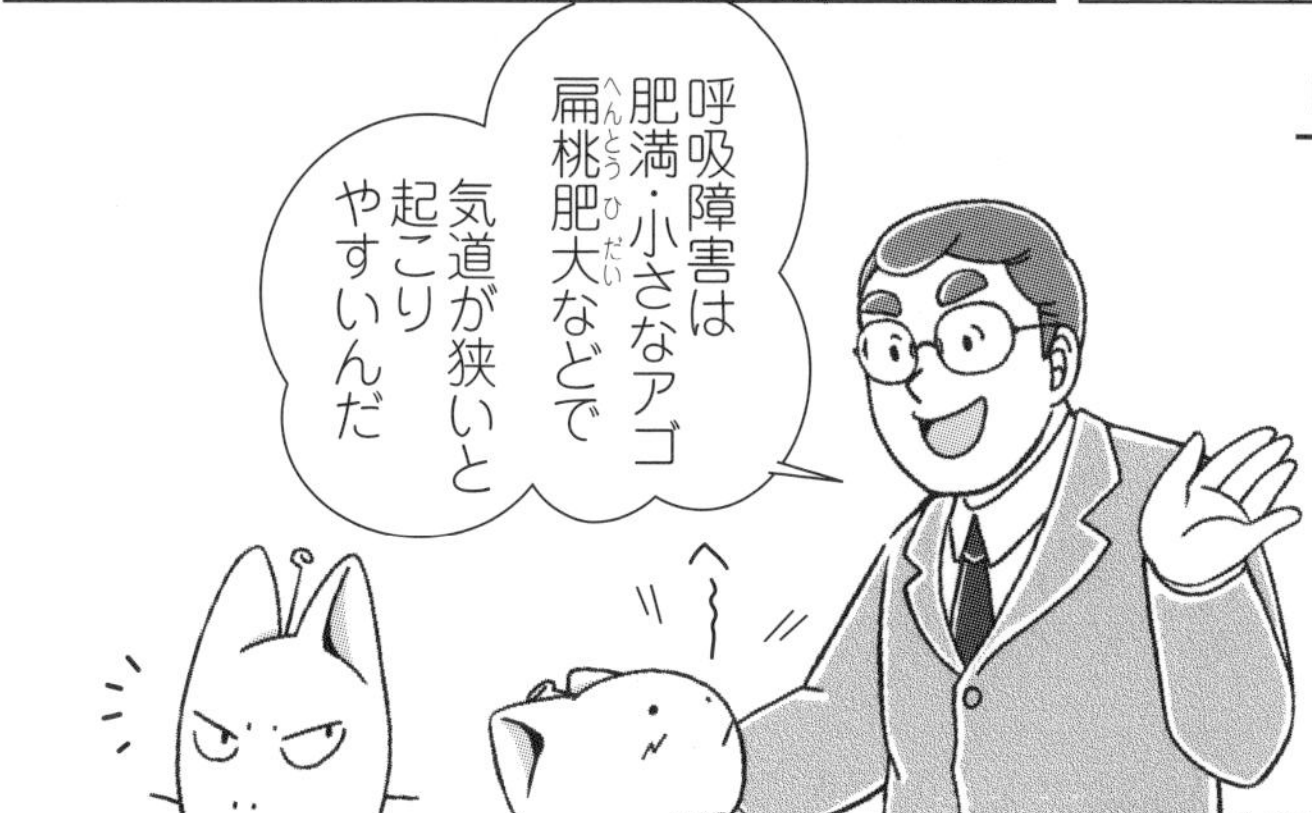
呼吸障害は肥満・小さなアゴ扁桃肥大《へんとうひだい》などで気道が狭いと起こりやすいんだ
へ〜

呼吸障害の症状

- はげしいいびき
- 寝汗
- 陥没呼吸(125ページ参照)
- 無呼吸症候群
- 夜驚《やきょう》※
- 起床不良

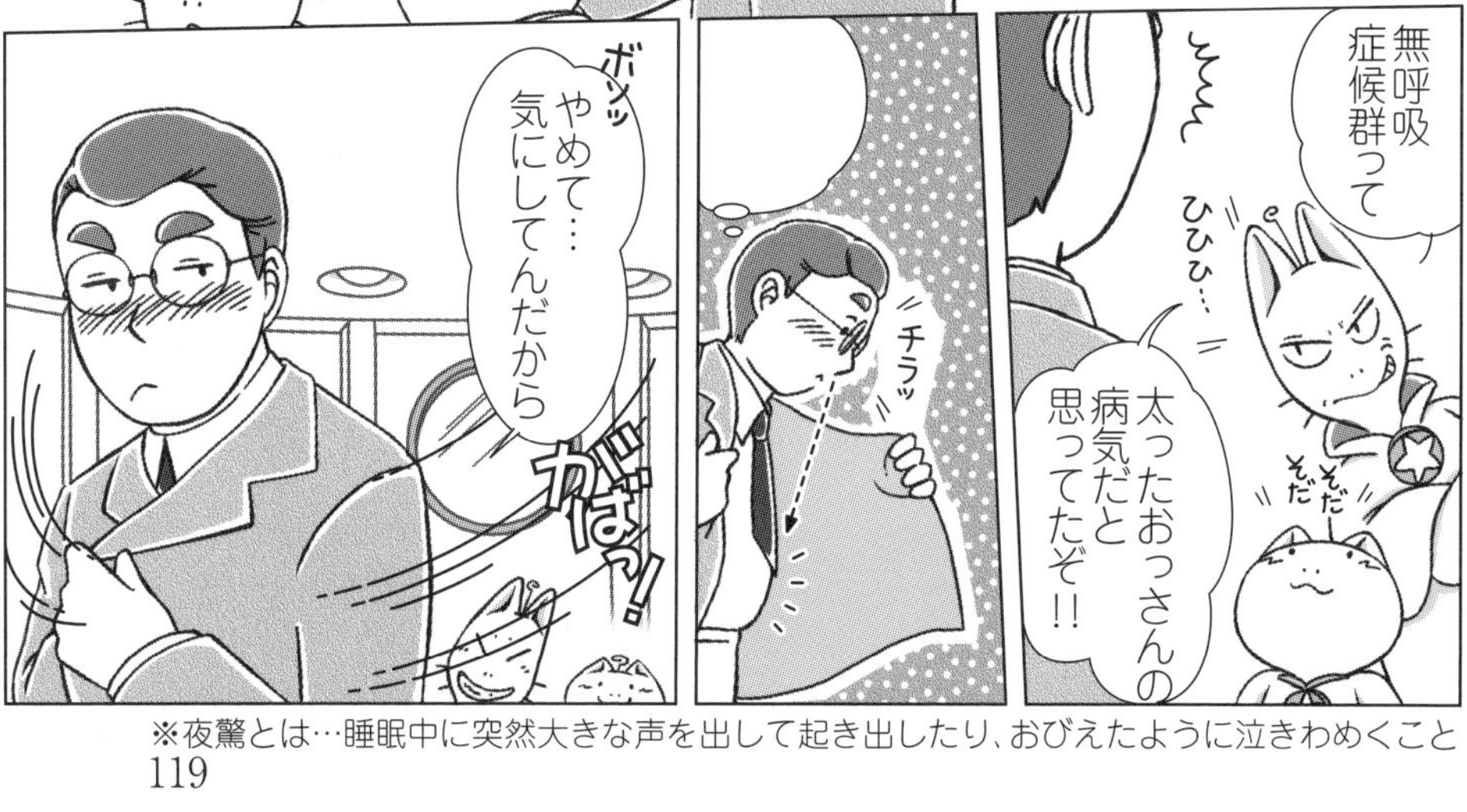
無呼吸症候群って
太ったおっさんの病気だと思ってたぞ!!
ひひひ…
そだそだ
チラッ
ボンッ
やめて…気にしてんだから
がばっ!

※夜驚とは…睡眠中に突然大きな声を出して起き出したり、おびえたように泣きわめくこと

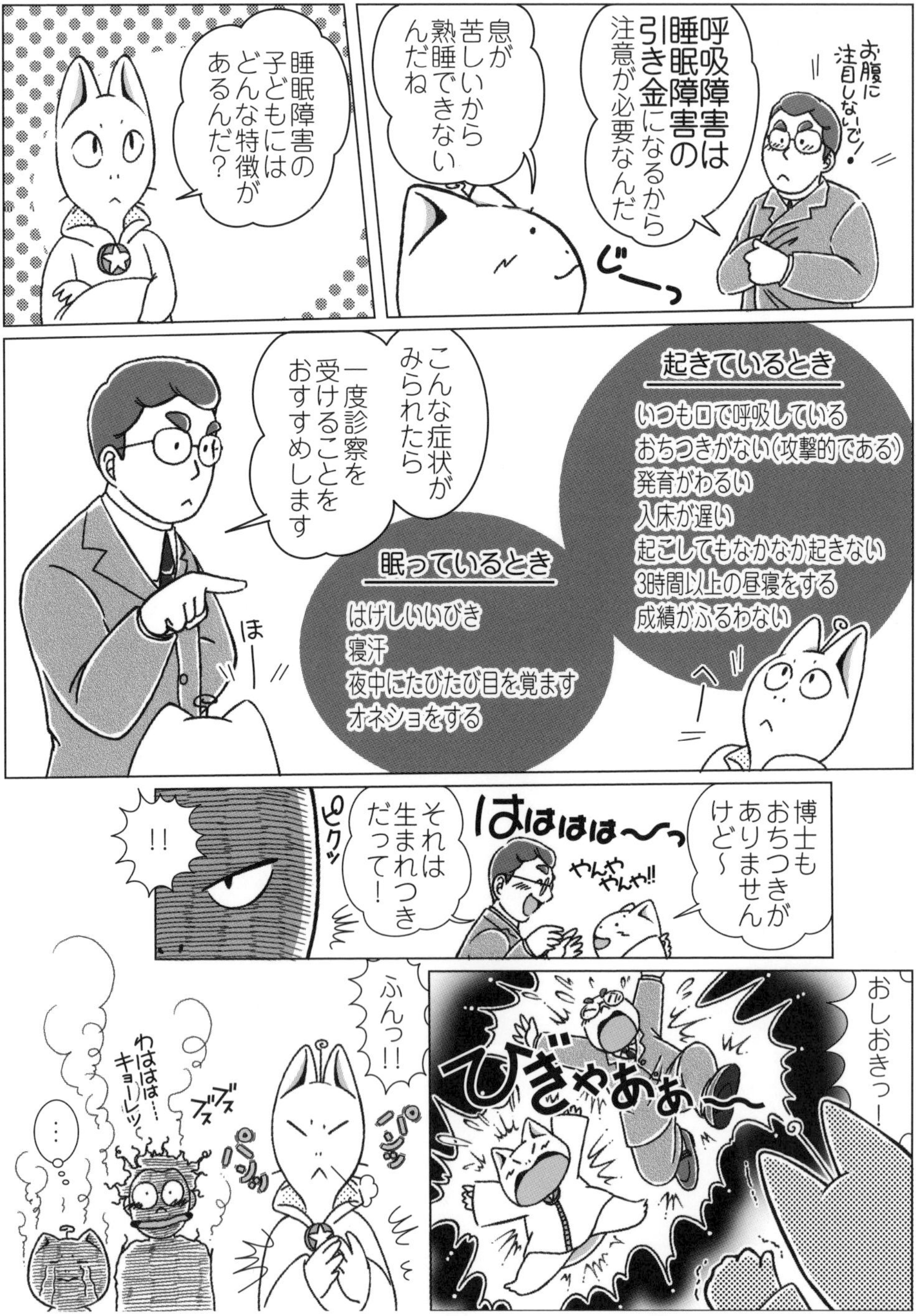
お腹に注目しないで!
呼吸障害は睡眠障害の引き金になるから注意が必要なんだ
じーっ
息が苦しいから熟睡できないんだね
睡眠障害の子どもにはどんな特徴があるんだ?
こんな症状がみられたら一度診察を受けることをおすすめします
起きているとき
いつも口で呼吸している
おちつきがない(攻撃的である)
発育がわるい
入床が遅い
起こしてもなかなか起きない
3時間以上の昼寝をする
成績がふるわない
眠っているとき
はげしいいびき
寝汗
夜中にたびたび目を覚ます
オネショをする
ほー
へー
博士もおちつきがありませんけど~
はははは~っ
やんや やんや!!
それは生まれつきだって!
ピクッ
!!
おしおきっ!
ぴぎゃあぁ~
ふんっ!!
パンパン
わははは…キョーレツ
ブスブス
…

子どものいびきに隠された症状

★いびきの原因

子どものいびきには注意が必要です。「まるでお父さんみたい。親子って似るのね」という笑い話では済まされない場合があります。

たかがいびきがそんなに問題なのかと思われるかもしれませんが、いびきは、からだの変調・不調を知らせる注意信号。重大な呼吸障害の問題につながっていることが多いのです。

いびきの原因には、主に以下のようなものがあります。あまり知られていませんが、口蓋扁桃《こうがいへんとう》・咽頭扁桃《いんとうへんとう》肥大《ひだい》（アデノイド増殖症）は、子どもで最も顕著に見られる原因のひとつです。

子どものいびきの主な原因

・口蓋扁桃・咽頭扁桃の肥大（アデノイド）
・鼻アレルギーや副鼻腔炎による鼻閉
・肥満による気道の狭窄
・顎顔面形態異常（顎《あご》が小さいなど）

★扁桃肥大とは？

子どものいびきの原因のほとんどは、扁桃肥大によるものです。口を開けると、のどちんこの横に口蓋扁桃が見えます（図43）。のどちんこの後ろ上には、口からは見えませんが、アデノイドという別の扁桃があります（図45・127ページ）。アデノイドと口蓋扁桃がある程度以上の大きさになると鼻づまりが生じます。

扁桃は、病原菌の進入を防ぐ大切な役割があります。免疫機能の低い幼児期や小児期にはリンパ組織が増殖・肥大して大きくなり、年齢が上がるにつれて萎縮して小さくなり、中学生くらいにはほとんど消えてしまうのが一般的です。

また、アデノイド患者は、中耳炎や鼻炎になりやすく、鼻づまりも起こしやすくなり、口呼吸をするために、ぼんやりとした表情（アデノイド顔貌《がんぼう》：図46・129ページ）となります。

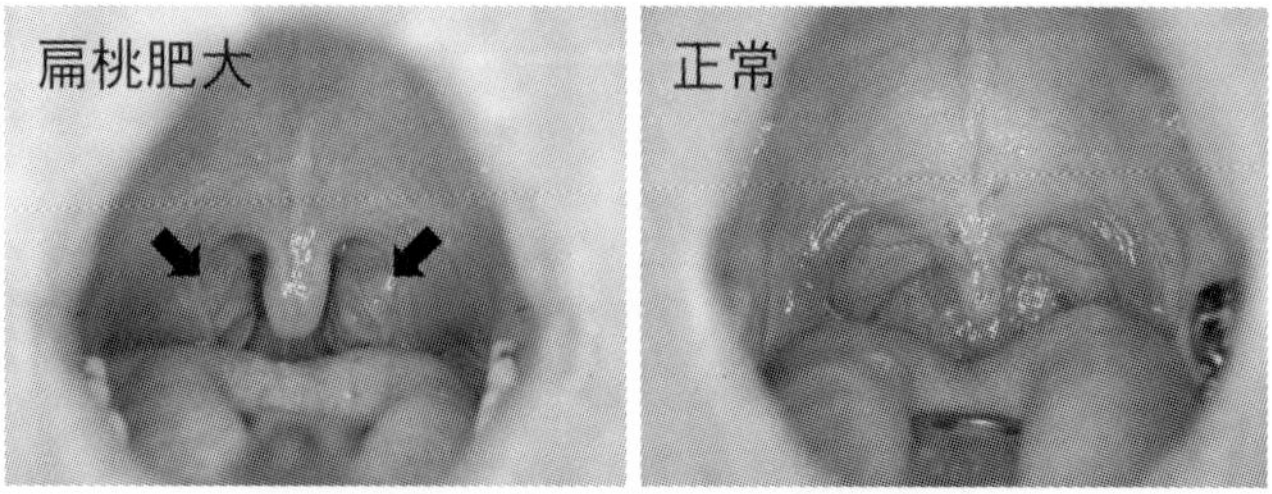

図43　肥大した口蓋扁桃（矢印）が気道を狭くしている例（左）

★鼻の大切な役割

そもそも鼻には、ニオイを感じる、呼吸のためのエアコンディショナー、発声のための補助器官としての役割があります。もし鼻が機能しなかったら、ニオイも感じず、食欲も落ち、うまく言葉が発音できないという経験は、たくさんの方がしていることでしょう。

鼻の役割の中でも呼吸のための役割は重要です。粘膜でウイルスや細菌などが体の中に入らないようにし、デリケートな肺を守るために温度や湿度をコントロールして、きれいな空気を肺に送り込んでいます。

口呼吸が増えると感染症やアレルギーなどになりやすくなります。口の中が乾き、口の衛生面でもトラブルがちになり、からだ全体の健康面でマイナスなのです。

鼻できちんと呼吸することは、とても大切です。

呼吸障害が招く睡眠障害

鼻づまりがみられる子どもは、睡眠障害をともなっている場合がほとんどです。

もし、お子さんがいびきをかくようなら、いびきをかいている時に、パジャマの胸をはだけて、よく観察してみてください。図44のように、胸が呼吸にともなってへこんでいる時には、注意が必要です。

狭くなった気道で無理に呼吸するため、胸が潰れて漏斗《ろうと》のような形にへこんだり、鳩胸《はとむね》になったりします。

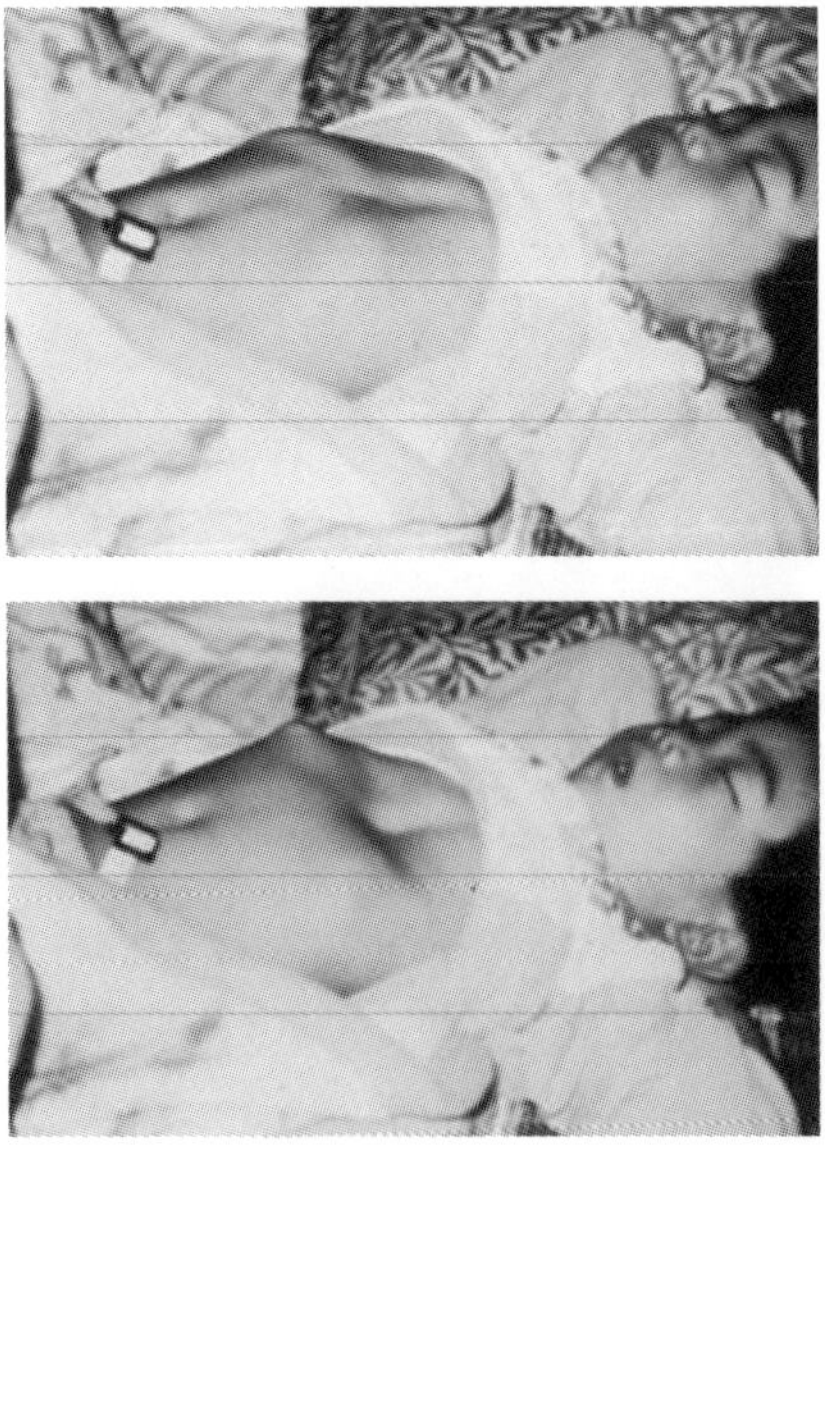

図44
胸郭陥没《きょうかくかんぼつ》（陥没呼吸）の様子のビデオ画像

呼吸のたびに胸がへこむ。

他にも、苦しそうないびきをかいていたり、寝汗をかいていたり、数秒以上の無呼吸があるなど、下にあげたような症状がみられるならば、障害を起こしている可能性がありますので、診察をおすすめします。

睡眠呼吸障害が疑われる諸症状

・苦しそうないびき
・胸のへこみ
・起床時刻が遅く、強制的でないと起きない
・２時間以上の長時間にわたる昼寝
・入床時刻が遅い
・たびたびの中途覚醒（夜驚症《やきょう》※119ページなど）
・夜尿（おねしょ）
・成長・発育障害
・行動異常（ＡＤＨＤ、多動や攻撃性など）
・学業成績の低下

いびきを改善するには

★手術について

扁桃が大きくても、何も問題が起きていなければ、手術をする必要はありません。

3歳くらいから、扁桃は肥大しはじめ、5歳前後で大きさはピークに達します。やがて7歳前後で小さくなっていくことが多いのです。何かひどい症状が出ていなければ、自然に改善することも期待できますが、呼吸や睡眠に障害が出たり、慢性扁桃炎や中耳炎、鼻閉の症状が強い場合や、明らかに扁桃肥大のせいで集中力がなくなり、学業などに支障が起きる場合などに手術をおすすめします。

扁桃を切除しても免疫機能に影響はほとんどありません。手術の必要性やタイミングなどは、耳鼻咽喉科の専門医に相談するとよいでしょう。手術そのものは、通常は全身麻酔でおこないますので痛みは感じません。

手術の時間は1時間程度、麻酔の時間を入れると2時間程度です。口を大きく開けて手術しますので、外から見て分かる傷などはできません。

術後に万一出血した時の処置のため、また子供の安静を保つために、1週間前後の入院が一般的です。

食事は、飲み込みにくい状態になりやすいので、お粥《かゆ》などの流動食や、プリンやゼリーなどの柔らかい食べ物をとります。退院後は、傷の回復状態によっては食事に注意が必要ですが、通常の生活に10日ほどで戻れます。

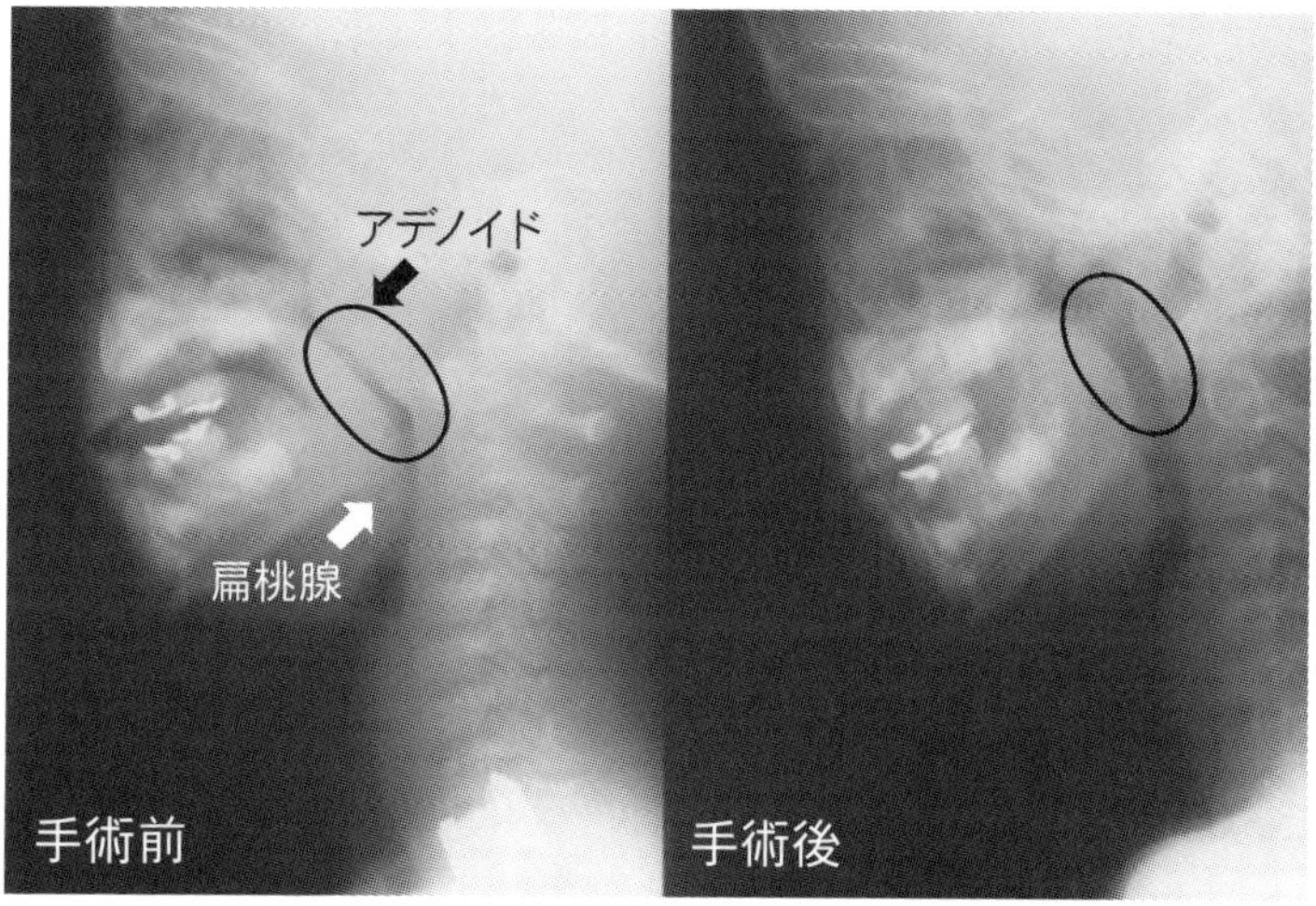

図45　アデノイド手術によって気道（丸く囲んだ部分）が広がった
（出典：『快眠家族』恒星社厚生閣）

★術後の経過

肥大した扁桃を手術することによって、改善の難しかった症状の多くが改善されています。「手術するのは、かわいそう」という意見もあるでしょうが、その先の子どもの成長のことを考えれば、選択肢のひとつだと思います。お子さんの症状や、扁桃肥大のもたらすマイナス面と、手術によるプラス面をきちんと把握して、専門医と相談してください。

図46（129ページ）の写真のお子さんは扁桃を手術したことでアデノイド顔貌が改善され、手術の前と後で表情が違ってきています。図47（130ページ）の写真のお子さんは手術によって、呼吸障害にともなういびきがなくなり、胸の変形も改善してきています。呼吸障害は体の成長に大きく関わっていますから、4歳から5歳くらいまでに早めに治療することが重要です。術後のひきしまった表情を見ると、こんなにも扁桃肥大による呼吸障害が影響を与えていたのかと驚かれるのではないでしょうか。

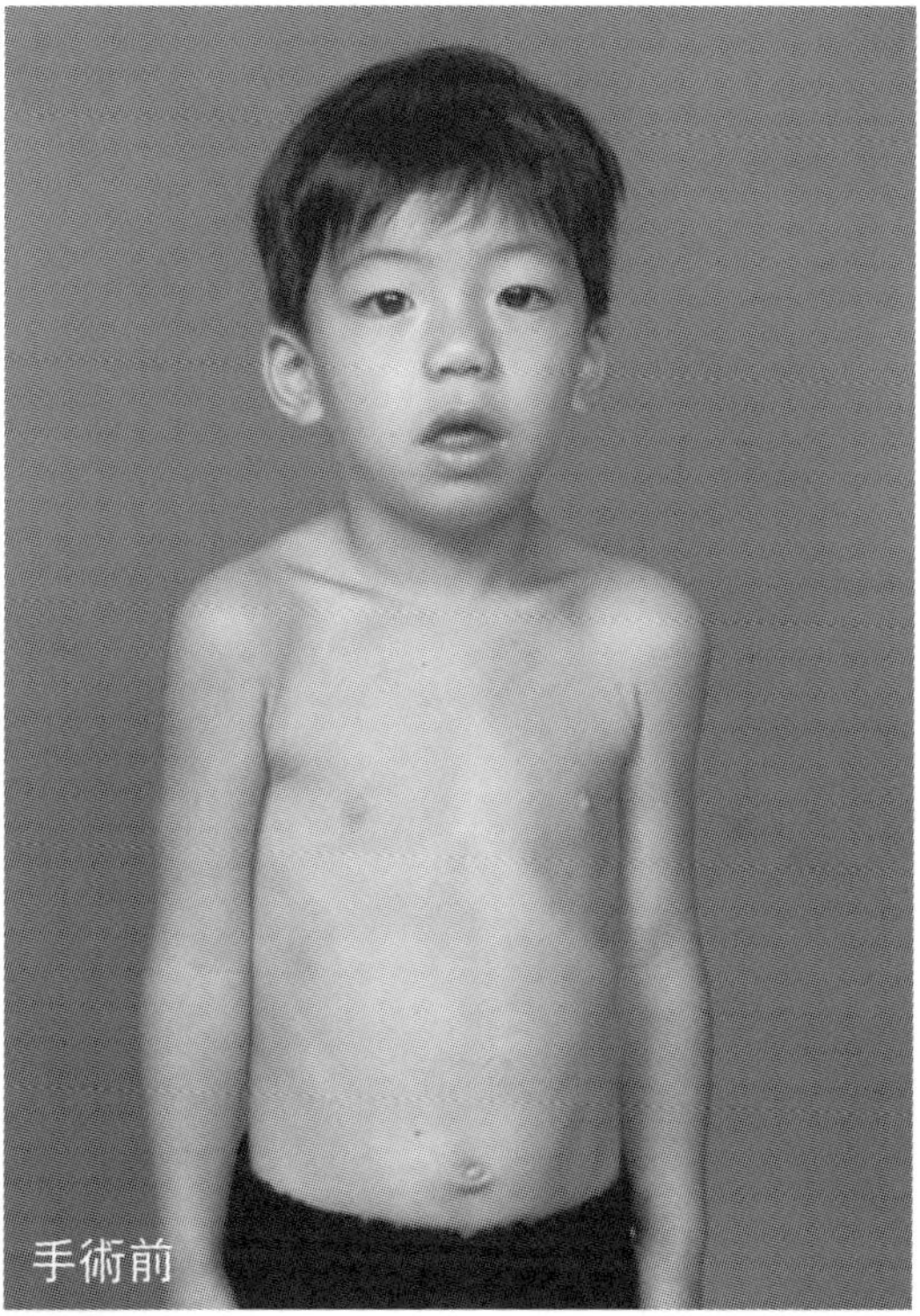

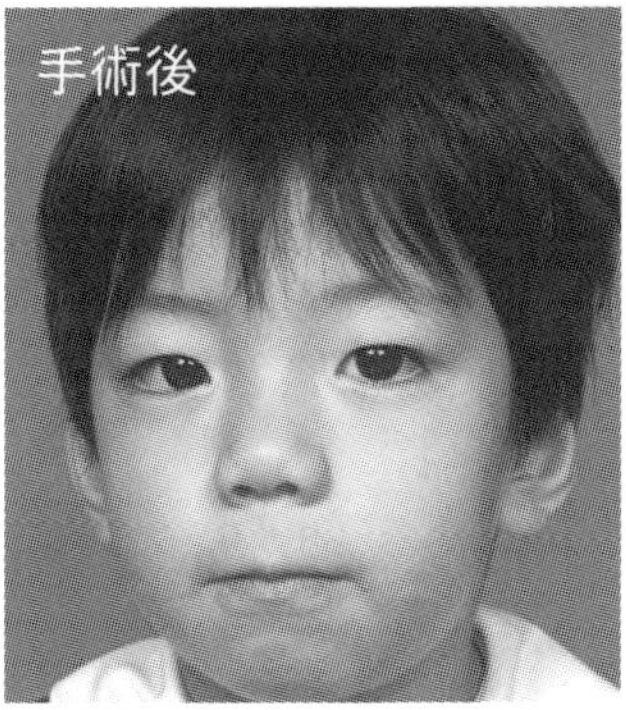

図46　アデノイド顔貌と胸部変形

手術前は、アデノイドにより鼻呼吸ができず口で呼吸しており、夜の睡眠が充分にとれないために眠そうな顔つき（アデノイド顔貌）でした。また夜間に狭い気道を通じて呼吸するため胸が変形していました。このお子さんは、胸骨部が突出して、わき腹がへこんでいました。

手術後は表情がひきしまっています。

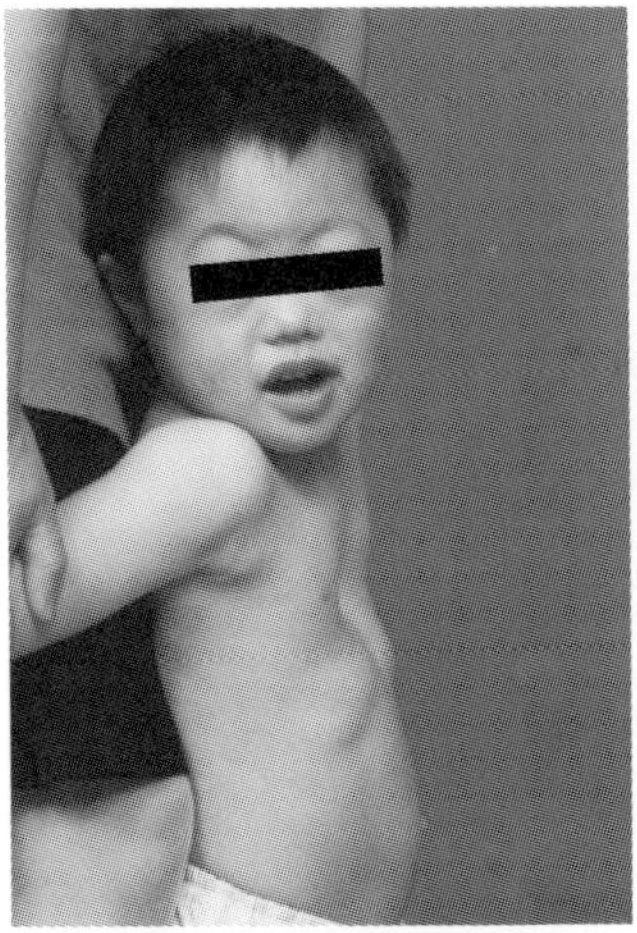

手術前

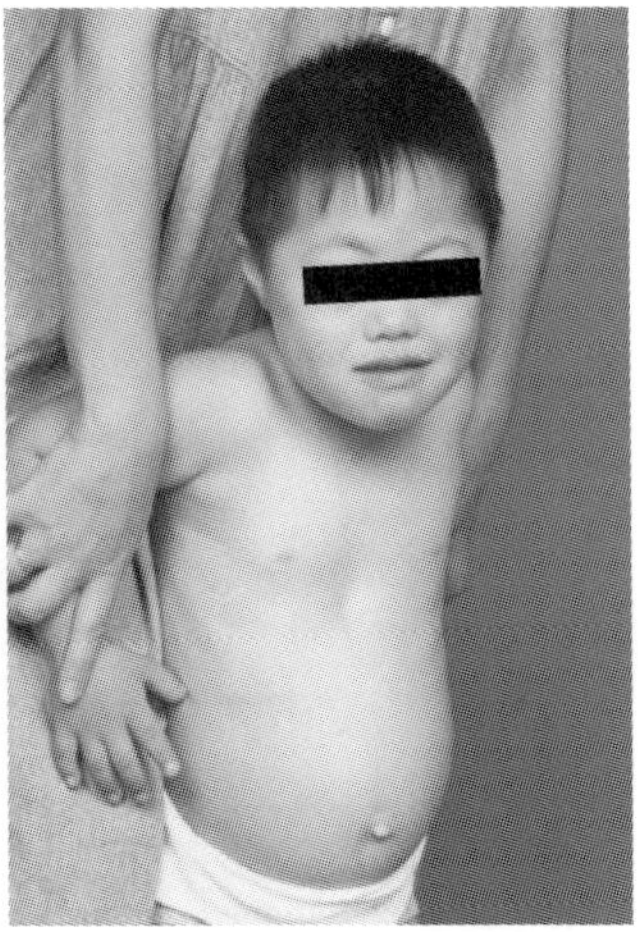

術後６ヵ月

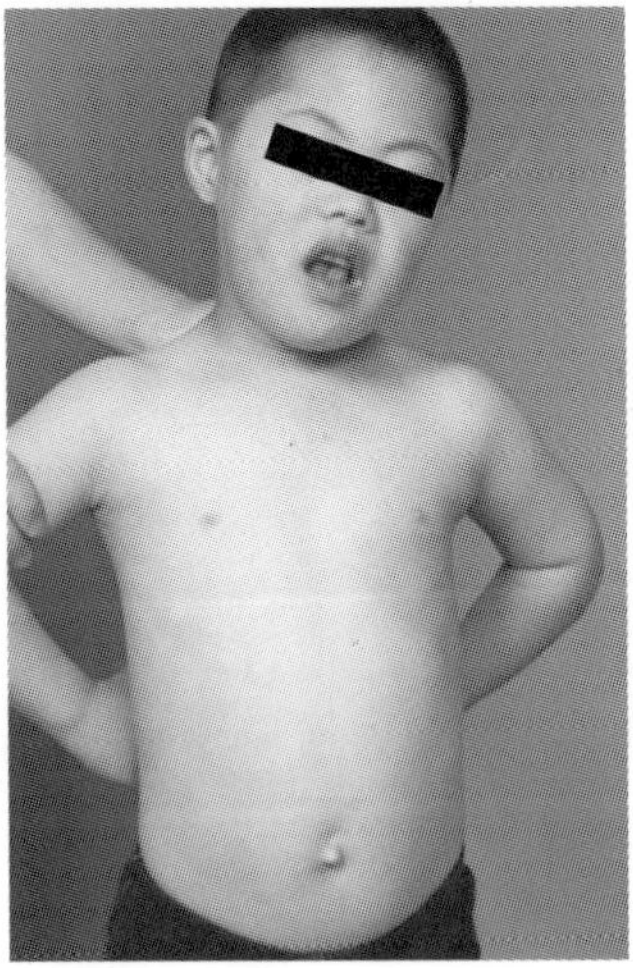

術後１年

図47　扁桃手術前後の経過写真

手術前にみられた胸の中央のへこみ（漏斗胸）が徐々に改善されている。

手術によって小さく痩《や》せていた子の体格が改善される症例がいくつもあります。これは、呼吸障害の原因を取り除くことで、熟睡することができるようになり、成長ホルモンの分泌が正常化されるためです（図48）。

睡眠や生活のリズムが、手術前は「遅寝・遅起き・長時間の昼寝付き」だったのが、手術後は「早寝・早起き・よく遊ぶ」に変わることも大きな改善点です。

図49（132ページ）は、睡眠呼吸障害が疑われた児童の扁桃手術前後の学業成績をアメリカで調査したものです。小学校1年生で成績の下位297名を調べたところ、54名が睡眠呼吸障害でした。そこで、手術治療を勧めたところ24名の親御さんが手術に同意して治療を受けました。残りの30名は治療を希望しま

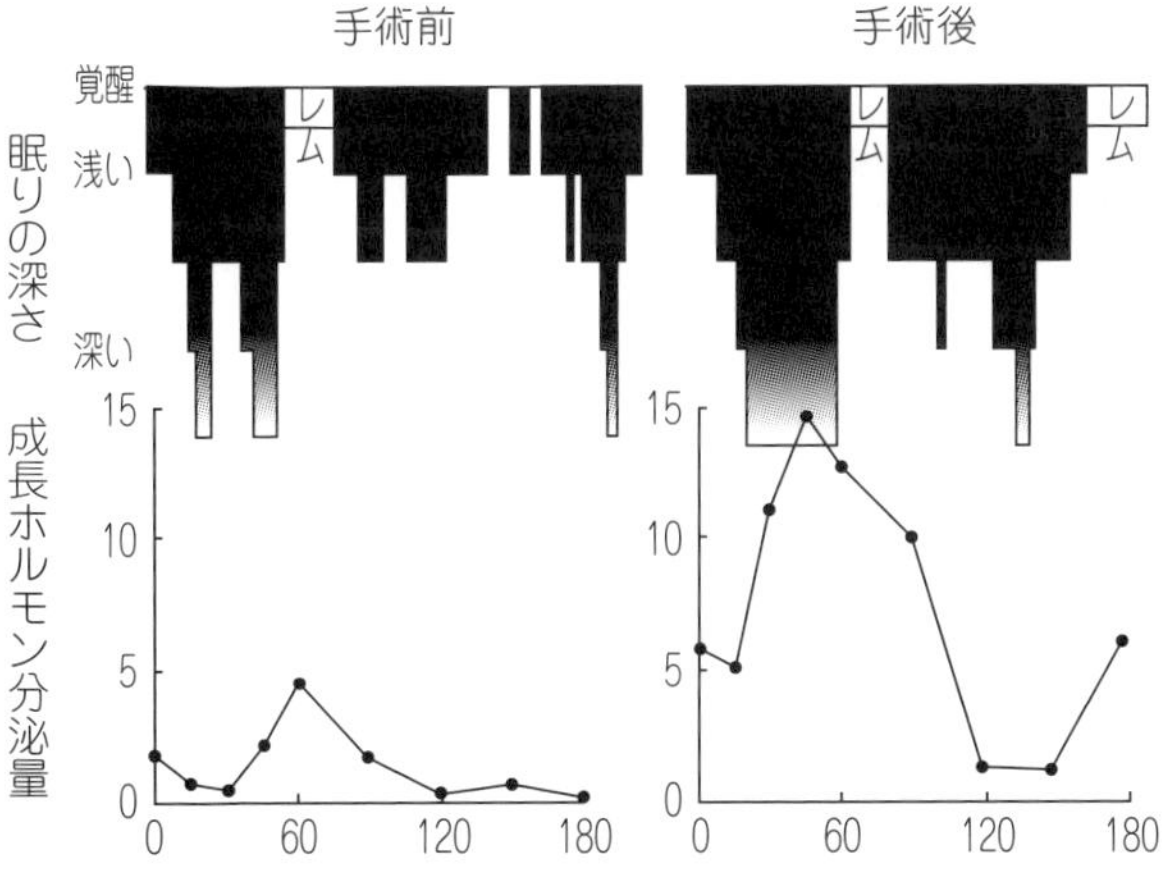

図48　手術前後の成長ホルモン分泌量の変化
（提供：慈恵医科大学医学部、千葉伸太郎氏）

せんでした。2年生になって、治療したグループとしなかったグループでその成績を比較すると、治療しなかったグループの成績に変化はありませんでしたが、治療を受けたグループでは、20％以上成績が伸びていました。これは、知能が良くなったというより、よく眠れることで、本来の力を出せるようになったことだと推測できます。

このように扁桃手術をするだけで、改善する症状がたくさんあります。

お子さんにとって良い睡眠環境や生活習慣をつくるのは、一番身近な大人であるお父さんやお母さんたちです。

「子どもには心も体も頭脳も健やかに成長してほしい」、そんな願いを叶える最初の一歩は、睡眠という生物にとって根本的な機能を、きちんと理解することにあるのではないでしょうか。

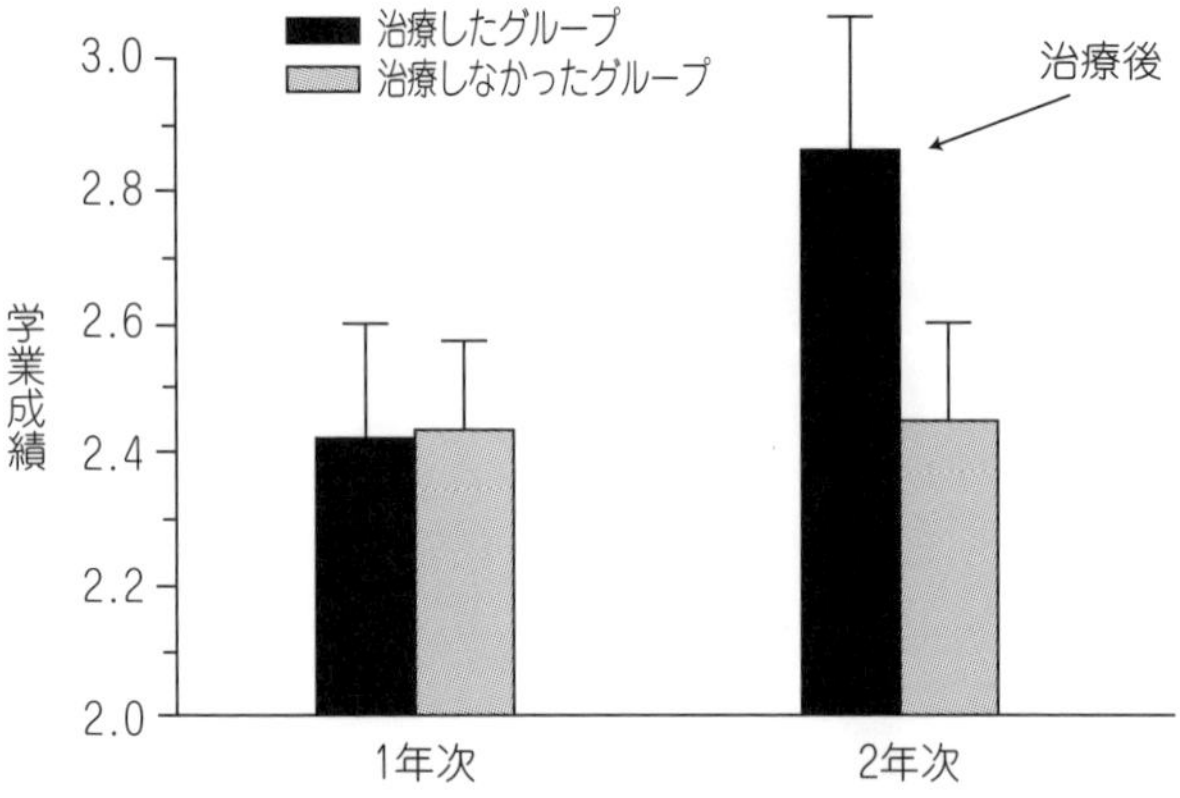

図49　術前後の学業成績

《小児睡眠呼吸障害の診断の目安》

●いびき・無呼吸

急性上気道炎などによる一過性のものか、２～３ヵ月にわたる長期のものかどうか

●眠っているときの様子

苦しそうないびきや数秒以上の無呼吸があるか

陥没呼吸があるかどうか

寝汗をかいているか

夜驚※119ページ、中途覚醒があるかどうか

夜尿（おねしょ）があるかどうか

●起床時の様子

強制的に起こさないと起きないかどうか

起きてもぼーっとしている時間が長いか

朝の食欲があるかどうか

●昼間の様子

昼寝の回数が多くないか、時間が長くないか

幼稚園や小学校でのいねむりがないかどうか

●既往症

扁桃炎、上気道炎、中耳炎の回数はどのくらいか

鼻アレルギー、副鼻腔炎の合併はあるかどうか

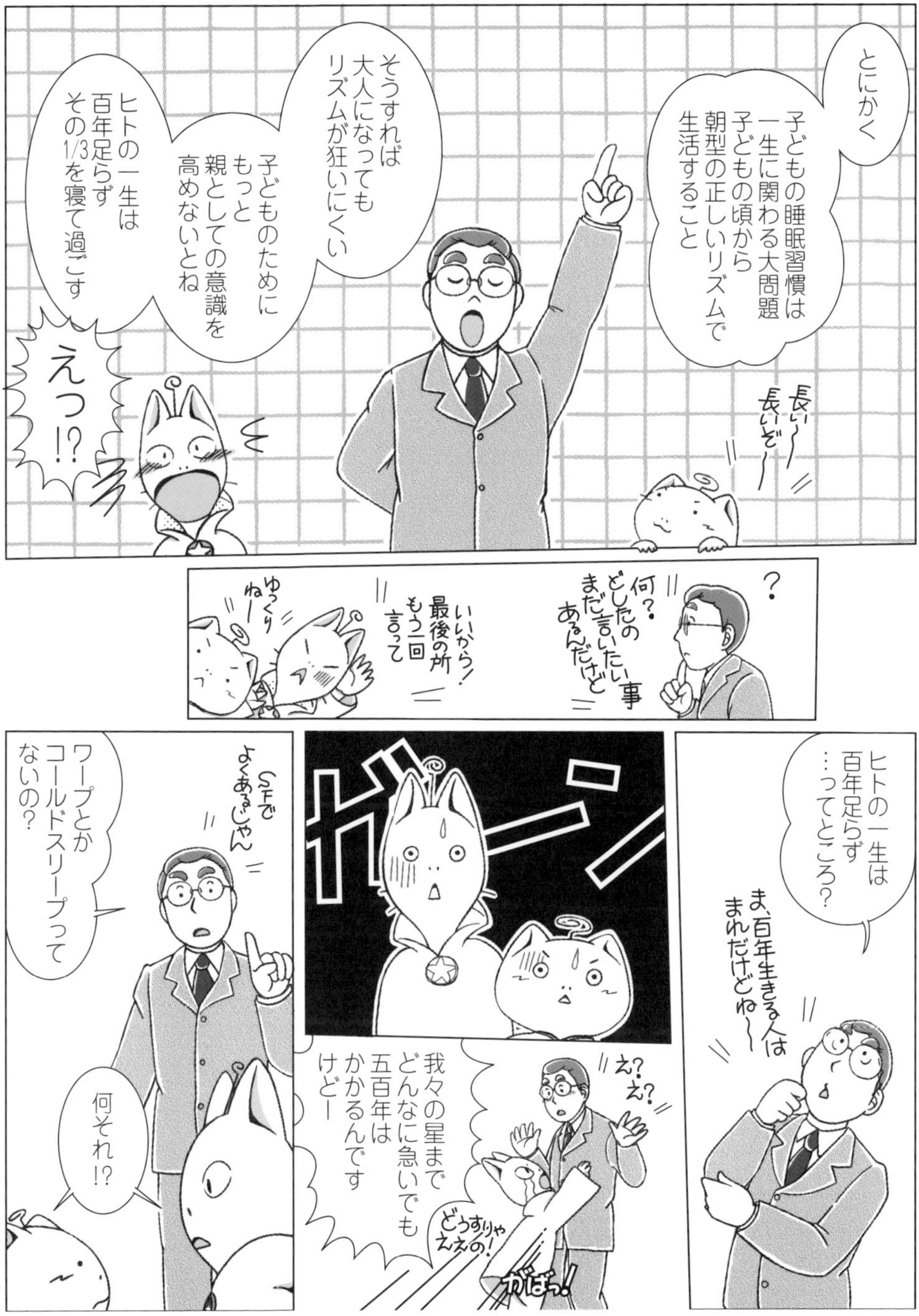
とにかく
子どもの睡眠習慣は
一生に関わる大問題
子どもの頃から
朝型の正しいリズムで
生活すること
長い～
長いぞ～
そうすれば
大人になっても
リズムが狂いにくい
子どものために
もっと
親としての意識を
高めないとね
ヒトの一生は
百年足らず
その1/3を寝て過ごす
えっ!?
?
何?
どしたの
まだ言いたい事
あるんだけど
いいから!
最後の所
もう一回
言って
ゆっくり
ねー
ヒトの一生は
百年足らず
…ってところ?
ま、百年生きる人は
まれだけどね～
ガーン
我々の星まで
どんなに急いでも
五百年は
かかるんです
けどー
え?え?
どうすりゃ
ええの!
がばっ!
ワープとか
コールドスリープって
ないの?
SFで
よくあるじゃん
何それ!?

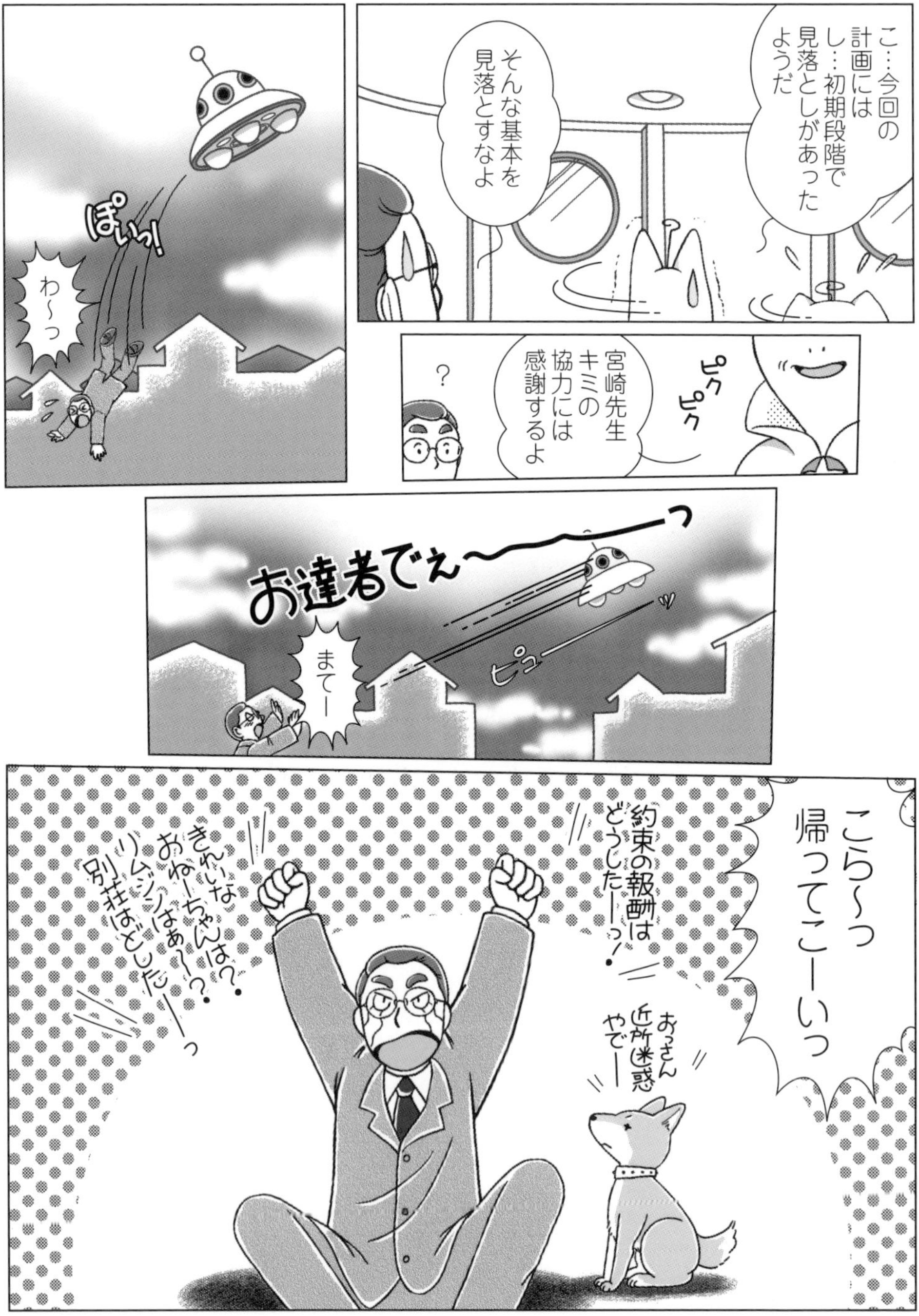
こ…今回の計画にはし…初期段階で見落としがあったようだ
そんな基本を見落とすなよ
ピクピク
宮崎先生キミの協力には感謝するよ
？
ぽいっ!
わ〜っ
お達者でぇ〜〜〜〜っ
ピュー
まてー
こら〜っ帰ってこーいっ
約束の報酬はどうしたーっ!
きれいなおねーちゃんは？リムジンはあ〜っ？別荘はどしたーっ
おっさん近所迷惑やでー

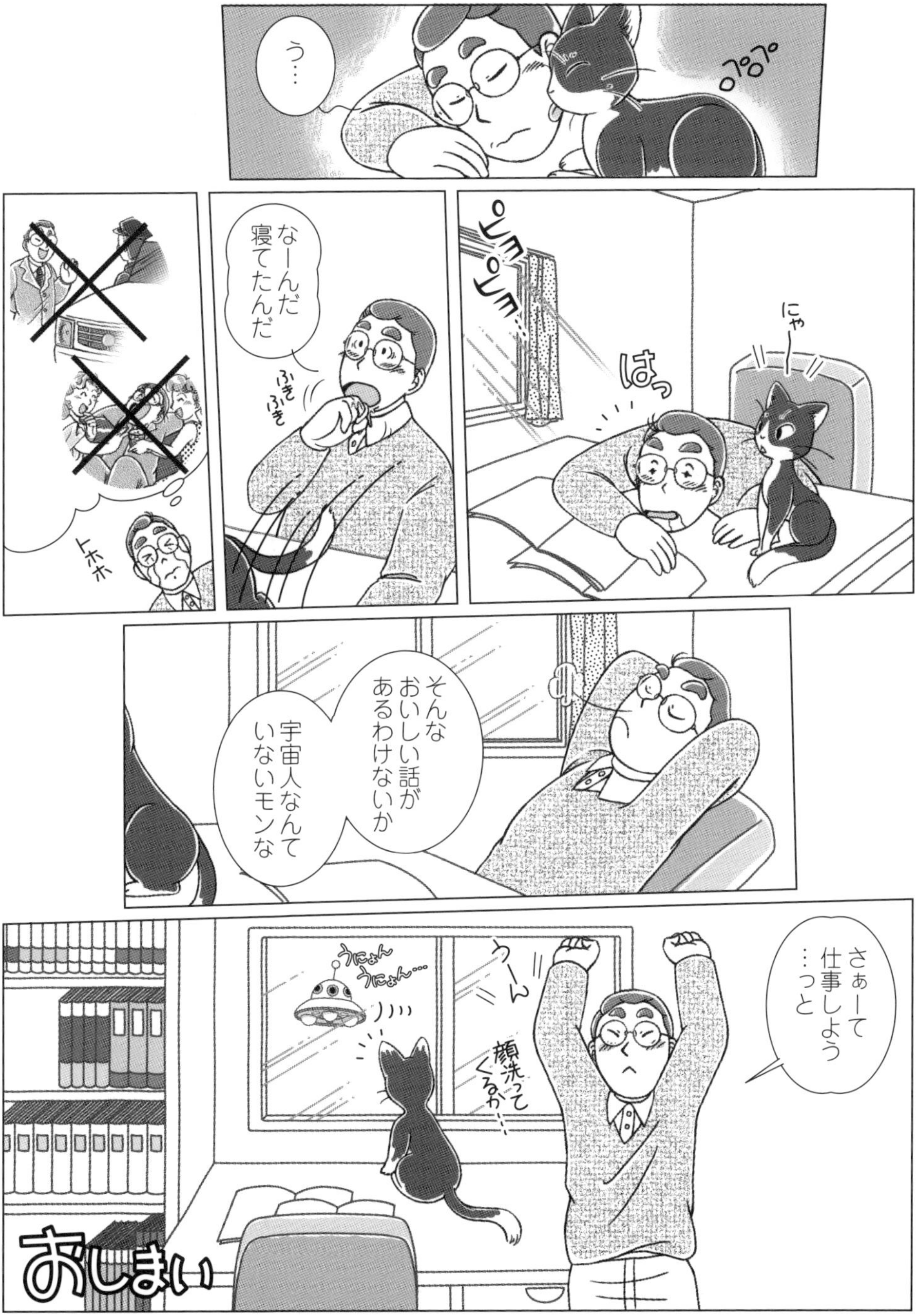
う…
プププ
ピヨピヨ…
はっ
にゃー
なーんだ
寝てたんだ
ふきふき
トホホ
そんな
おいしい話が
あるわけないか
宇宙人なんて
いないモンな
さぁーて
仕事しよう
…っと
うーん
顔洗ってくるか…
うにょんうにょん…
おしまい

すこやかな体をつくる睡眠6ヵ条

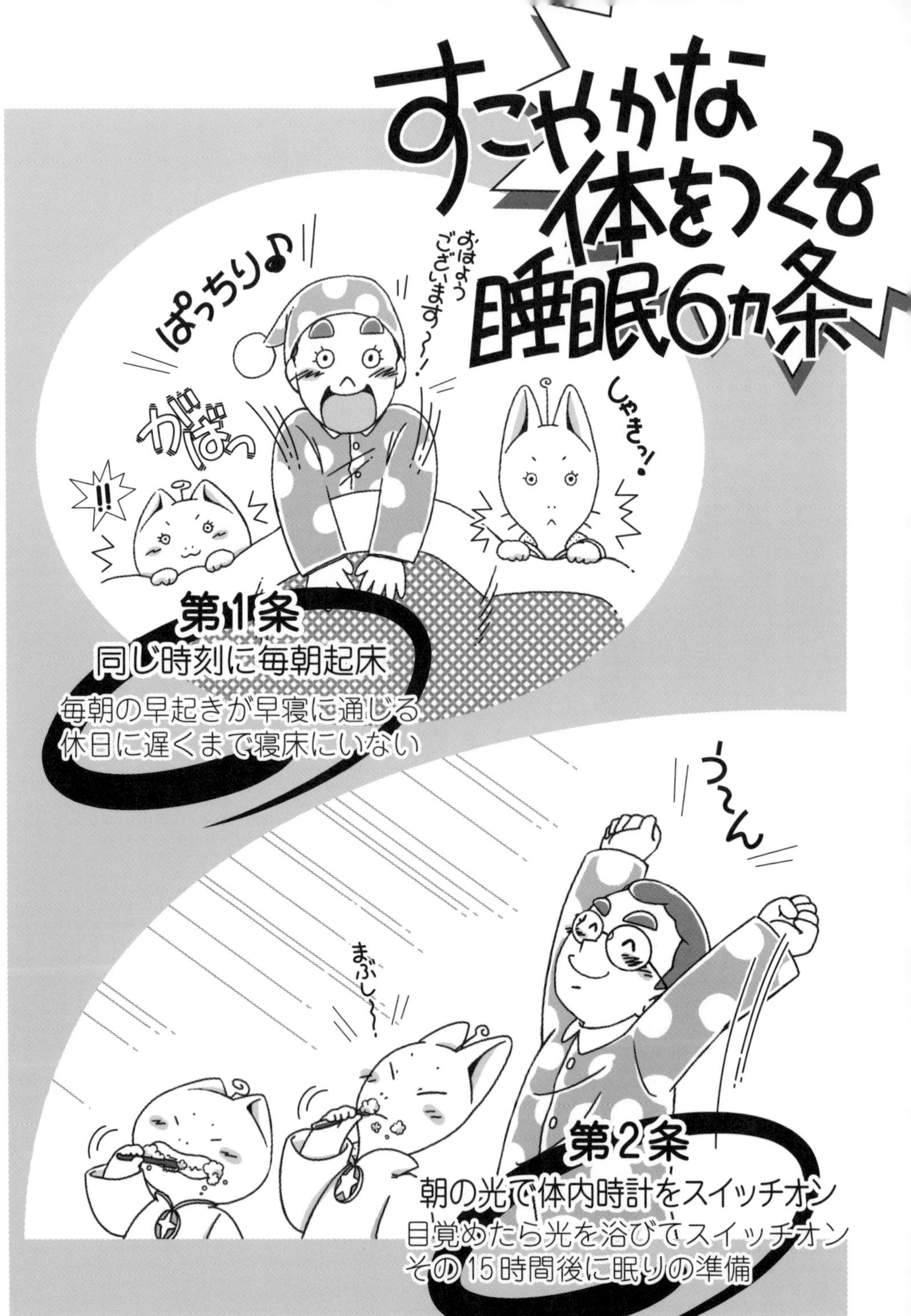

ぱっちり♪
おはようございます～!
がばっ
!!
しゃきっ!
う～ん
まぶし～!

第1条

同じ時刻に毎朝起床

毎朝の早起きが早寝に通じる
休日に遅くまで寝床にいない

第2条

朝の光で体内時計をスイッチオン

目覚めたら光を浴びてスイッチオン
その15時間後に眠りの準備

第3条

よい睡眠に規則正しい食事と運動習慣

朝食は心と体の目覚めに重要
運動習慣は眠りを深くする

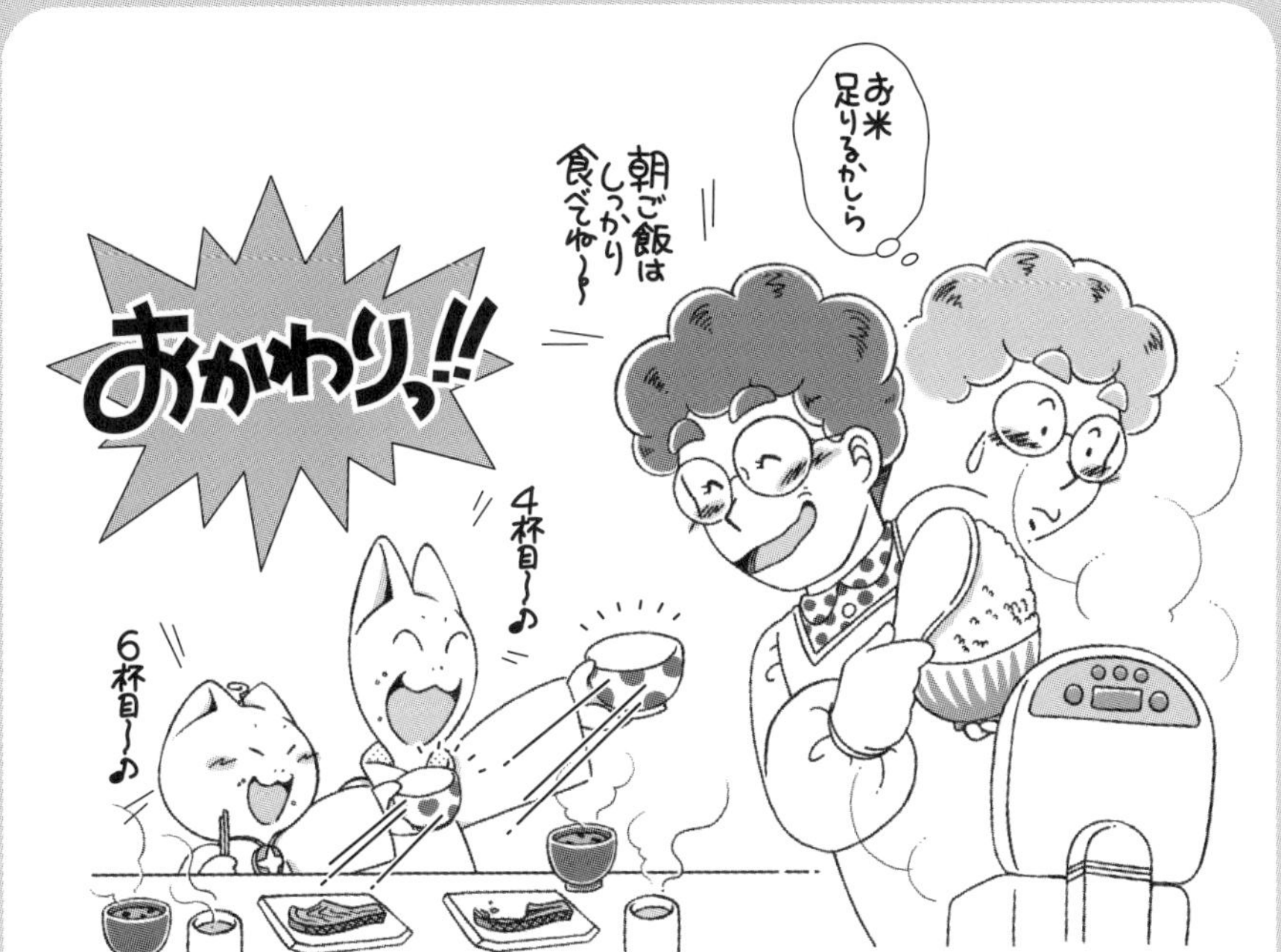
お米足りるかしら
朝ご飯はしっかり食べてね〜
おかわりっ!!
4杯目〜♪
6杯目〜♪

第4条

眠りは脳や体を休ませ、記憶をよくする

深いノンレム睡眠で疲労回復
レム睡眠では記憶の整理と固定

第5条
眠る前は自分なりにリラックス

軽い読書や音楽、ぬるめの入浴
軽いストレッチで心と体をリラックス

第6条
睡眠時間は日中の眠気で困らなければ十分

必要な睡眠時間はヒトそれぞれ

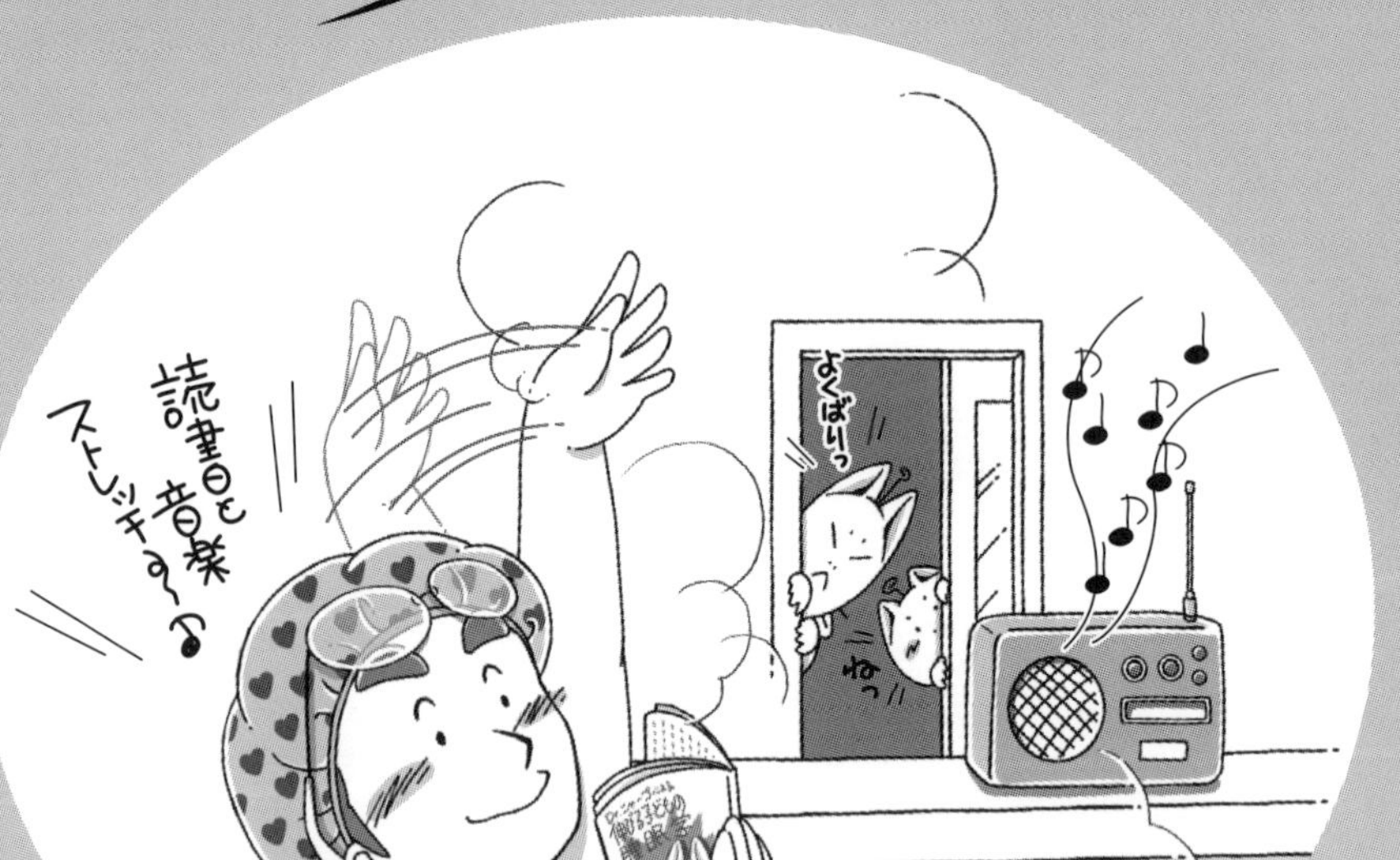

参考・引用文献

図1：Walker, M. P. et al., *Neuron*, 35: 205, 2002

図2：Lavie, P. et al., *Experimental Brain Research*, 1985

図4：Roffwarg, H. P. et al., *Science*, 152: 604-619, 1966

図7：Kleitman, N., *Sleep and wakefulness*, The University of Chicago Press, 1963

図10：Zepelin, H. and A. Rechtschaffen, Mammalian sleep, longevity, and energy metabolism, *Brain Behav. Evol.*, 10: 425-470, 1974

図12：Hartmann, E. et al., Sleep Need: How Much Sleep and What Kind? *The American Journal of Psychiatry*, 127: 1001-1008, 1971

図14・17・18：Van Coevorden A. et al., Neuroendocrine rhythms and sleep in aging men, *The American Journal of Phsychiatry*, 260: E651-E661, 1991

図15：Aoki, H. et al., Minimum light intensity required to suppress nocturnal melatonin in human saliva, *Neurosci. Lett.*, 252, 91-94, 1998

図16：Arendt, J., Melatonin and adjustment to phase shift, *J. Sleep Res.*, 4: 74-79, 1995

図19：東京都立教育研究所「小中学生の調査」一九九一年

図21〜24・34：高知大学教育学部、原田哲夫提供

図25：五明紀春・長谷川恭子共編『アミノ酸&脂肪酸組成表』女子栄養大学出版部、一九九三年

図26：Wilson, A. R. and M. A. Carskadon, Sleep schedules and daytime functioning in adolescents, *Child Dev.*, 69: 875-887, 1998

図27：和洋女子大学人文学群、鈴木みゆき氏提供

図29：小林敏孝〝運動と入浴による快眠法〟「山梨県環境科学研究所国際シンポジウム二〇〇四報告書（YIES conference Report）」一九―二六頁、二〇〇五年

図30：江澤正思・陰山英男『学力は1年で伸びる！』朝日新聞出版、二〇〇八年

図32：日本睡眠学会編『睡眠学』朝倉書店、二〇〇九年

図33：Fallone, G. and M. A. Carskadon, et al., How Well do School-aged Children Comply with Imposed Sleep Schedules at Home, *Sleep*, 25: 739-745, 2002

図35：宮崎総一郎「湖南市中学生アンケート」二〇〇七年

図36：『睡眠学』じほう、二〇〇三年（日本のデータ：Fukuda, K. and Ishihara, K., Age-related changes of sleeping pattern during adolescence. *Psychiatry and Clinical Neurosciences*, 2001, 55, 231-232. 台湾のデータ：Gau, S. F. and Soong, W. T., Sleep problems of junior high school students in Taipei, *Sleep* 18: 667-673, 1995. アメリカのデータ：Wolfson, A. R. and M. A., Carskadon, Sleep schedules and daytime functioning in adolescents, *Child Dev.*, 69: 875-887, 1998. ヨーロッパのデータ：Tynjälä, J. and Välimaa, R., How young Europeans sleep, *Health Educ. Res.* 8: 69-80, 1993 に基づく）

図37：福田一彦・石原金由「小学生・中学生・高校生における生活習慣および疲労感に関する調査報告」、二〇〇〇年

図38：Ohida, T. et al., *Sleep 27*: 978–985, 2004
図39：Fukuda, K. and Hozumi, A., A case of mind school refusal: reset-activity cycle and filial viplence, *Psychological Reports*, 60: 683–689, 1987
図40：富山大学大学院医学薬学研究部、関根道和氏提供
図49：慈恵医科大学医学部、千葉伸太郎氏提供
図50：Gozal, D., Sleep-disordered breathing and school performance in children, *Pediatrics*, 102: 616–620, 1998

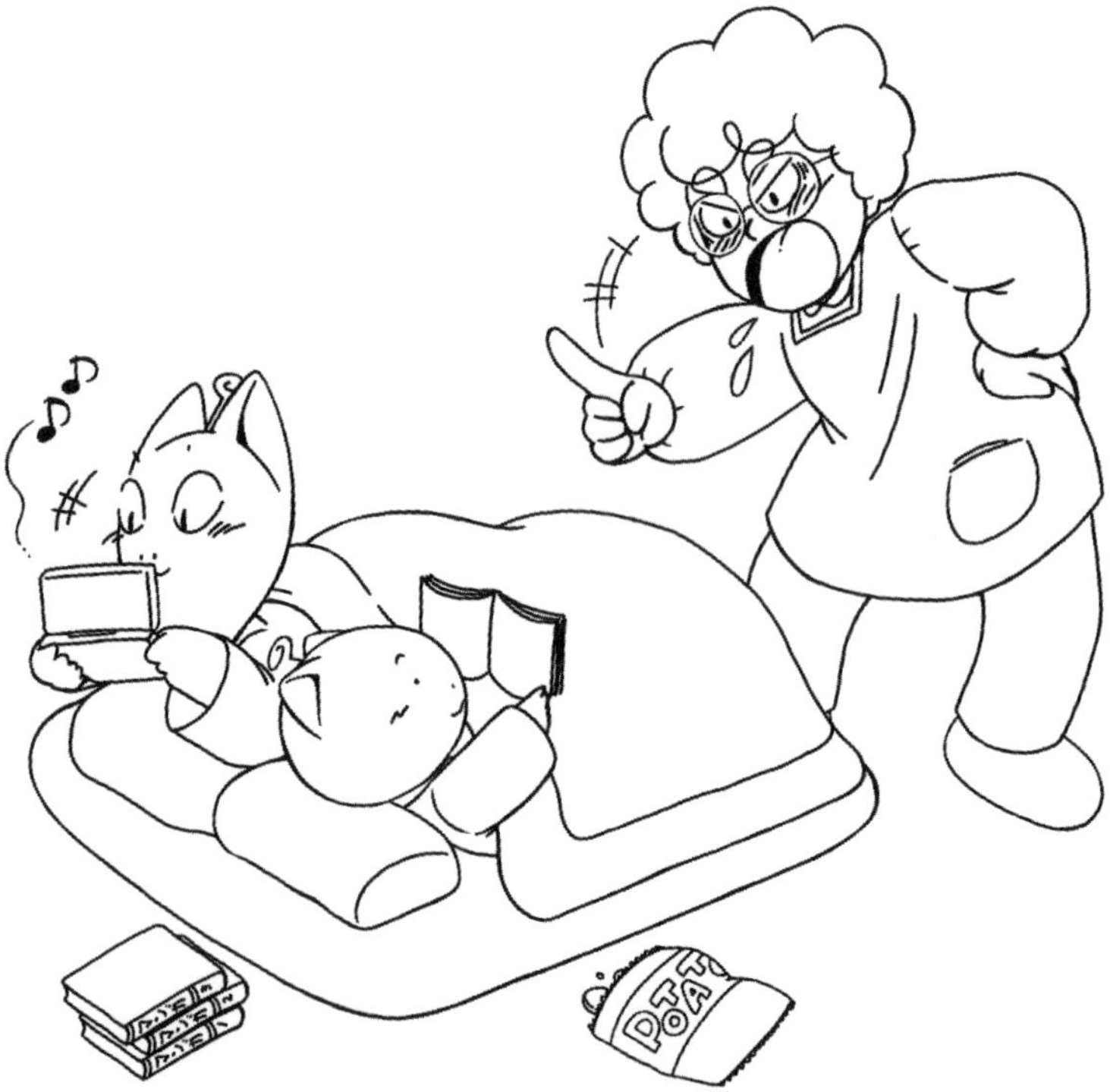

あとがき　眠りで日本の子どもを元気に

２００４年、琵琶湖の近くにある滋賀医科大に睡眠のメカニズムを解き明かし（睡眠科学）、睡眠の病気を治療し（睡眠医学）、睡眠が関係する社会問題を解決する（睡眠社会学）ための睡眠学講座がわが国で初めて開設されました。

筆者はもともと、耳鼻咽喉科の医師として、鼻づまりやいびきと不眠の関係を研究してきました。子どもでは、扁桃（いわゆる扁桃腺）が大きくなると、いびきを生じたり、睡眠中に呼吸が止まってしまう「睡眠時無呼吸症候群」になります。よく眠れないために、身長が伸びず、体重も増えるどころか、痩せてくることもあります。しかし、このようなお子さんたちを適切に処置し、楽に睡眠がとれるようにすると、今まで眠そうにして元気のなかった顔が、一転して健康的で明るい笑顔になることを多々経験し喜びとしていました。１歳の時にこの睡眠時無呼吸症候群で手術をしたお子さんが、今はもう立派に成人しています。

私たちの大きく発達した大脳は眠ることで、覚醒時に最大限に機能し、今日の文明を作り上げてきました。眠りはより良い明日のために脳を休め、体を準備する、巧妙にプログラムされた素晴らしい生理機構なのです。この本をぜひ読み返していただき、睡眠のメカニズムを正しく理解してください。寝不足では、睡眠負債という借金を背負うことになります。負債を長期にわたりため込んでしまうと、私たちは負債に押しつぶされ病気になってしまいます。子どもたちだけでなく大人も睡眠の借金なしで快適に眠り美しく目覚めましょう。

眠ればよいのですから、今夜から実行できます。長い人生、寝たもの勝ち、寝る子はできる！です。

2009年1月

編著者　宮崎総一郎

著者紹介

宮崎総一郎（みやざき・そういちろう）　1954年愛媛県宇和島市生まれ．秋田大学大学院修了．医学博士．
現在，滋賀医科大学睡眠学講座教授．
「眠りの森」事業を通じて，社会への睡眠知識の普及，学校での睡眠教育に邁進している．

原田哲夫（はらだ・てつお）　1963年奈良県桜井市生まれ．高知大学理学部卒業．大阪市立大学大学院理学研究科後期博士課程単位取得，理学博士．
現在，高知大学教育研究部人文社会科学系教育学部門准教授，日本睡眠学会評議員．

大川匡子（おおかわ・まさこ）　群馬大学医学部卒業．医学博士．現在，滋賀医科大学睡眠学講座教授，アジア睡眠学会理事長，世界睡眠連合副会長．

伸びる子どもの睡眠学

マンガでわかる健やかな発育のヒミツ

2009年6月1日　初版1刷発行

宮崎総一郎 編著
原田哲夫 著
大川匡子 監修

発行者　片岡　一成
取材・文　奥原　菜月
まんが　竹内　まゆ美
製本・印刷　株式会社　平河工業社

発行所／株式会社　恒星社厚生閣
〒160-0008　東京都新宿区三栄町8
TEL：03（3359）7371／FAX：03（3359）7375
http://www.kouseisha.com/

（定価はカバーに表示）

ISBN978-4-7699-1097-8 C0047

ぐっすり眠る秘訣とは？

慢性的な疲労感、肥満、学力不振…原因は睡眠の質 !?

快眠家族のススメ

マンガでわかる不眠と無呼吸症候群

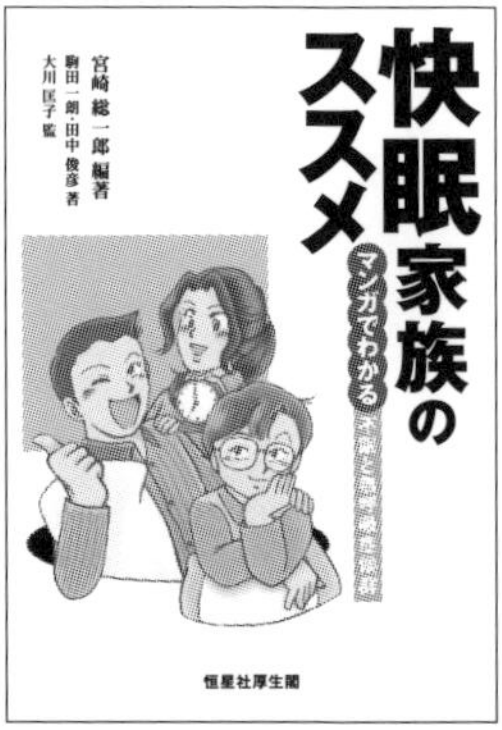

宮崎総一郎 編著・大川匡子 監
駒田一朗・田中俊彦 著

■B 6 判・112 ページ・税込価格 1,050 円

【自分の睡眠に満足していますか？】

夫のイビキのせいで不眠に悩む妻、無呼吸症候群の夫、夜ふかしが大好きな息子の３人家族が快眠生活を手に入れるまでの奮闘を描く。「なかなか眠れない」「すっきりと目が覚めない」「どんなに眠っても、疲れがとれない」「ベッドパートナーのイビキがひどい」など、睡眠に悩みを抱える人は多いもの。アンケートによると現代人の半数近くが何らかの問題を抱えているそうです。本書には、「やさしく学べる快眠のノウハウ」が詰まっています。

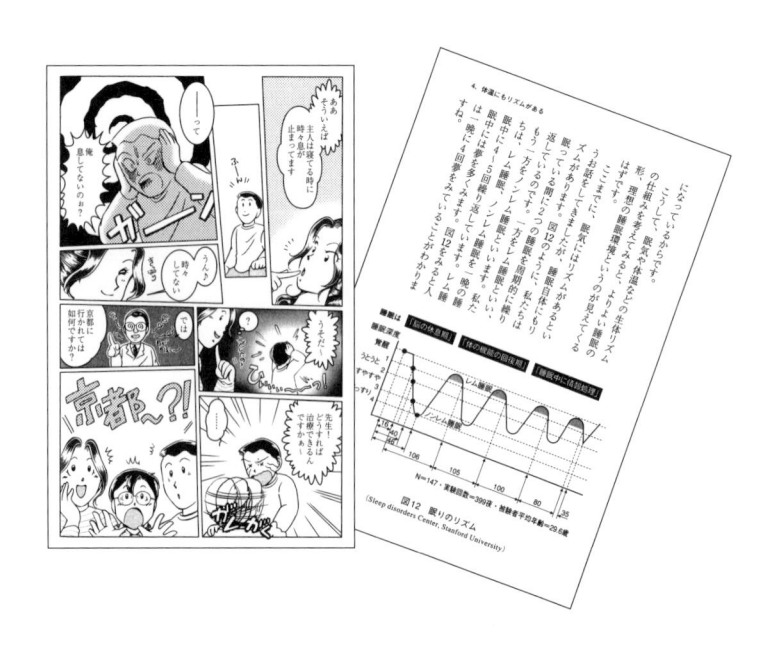

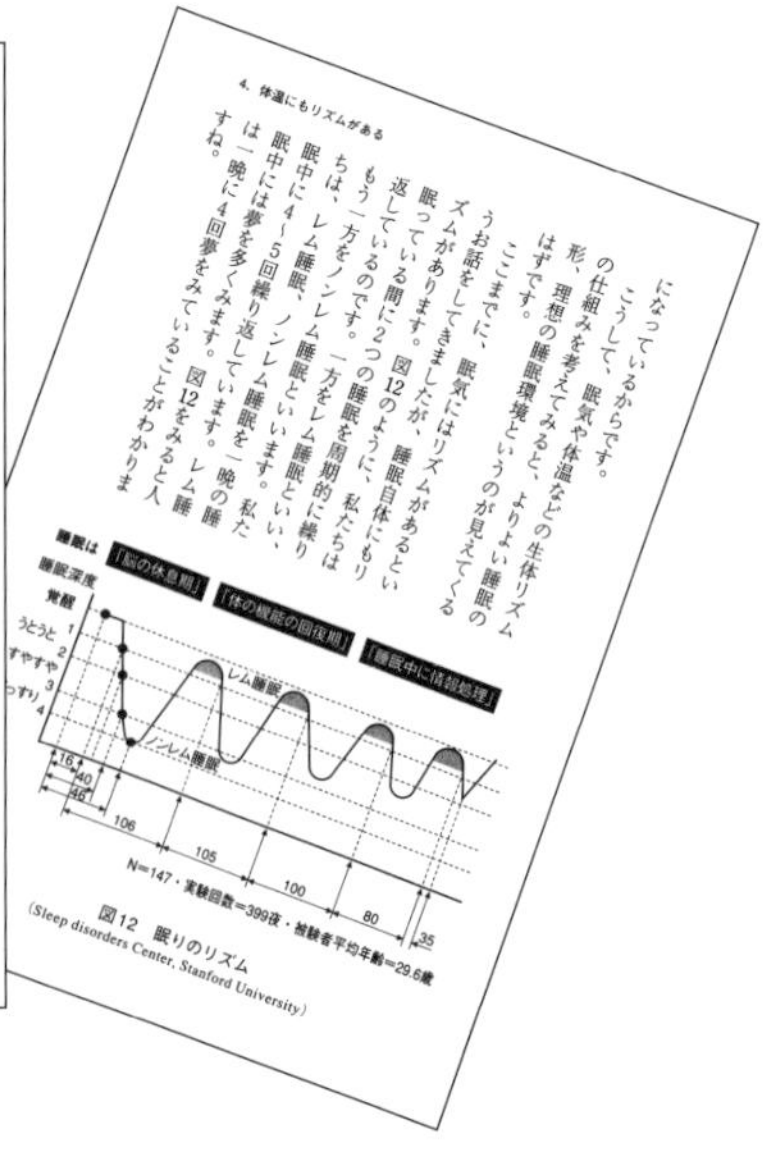

4. 体温にもリズムがある

になっているからです。

　こうして、眠気や体温などの生体リズムの仕組みを考えてみると、よりよい睡眠の形、理想の睡眠環境というのが見えてくるはずです。

　ここまでに、眠気にはリズムがあるというお話をしてきましたが、睡眠自体にもリズムがあります。図12のように、私たちは眠っている間に2つの睡眠を周期的に繰り返しているのです。一方をレム睡眠といい、もう一方をノンレム睡眠といいます。私たちは、レム睡眠、ノンレム睡眠を一晩の睡眠中に4～5回繰り返しています。レム睡眠中には夢を多くみます。図12をみると人は一晩に4回夢をみていることがわかりますね。

図12　眠りのリズム
(Sleep disorders Center, Stanford University)